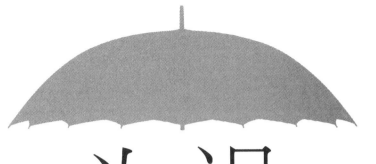

黄　申　张家喜　李　斌◎著

识别抑郁，为心灵撑伞

U0251964

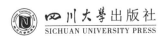
四川大学出版社
SICHUAN UNIVERSITY PRESS

图书在版编目（CIP）数据

识别抑郁，为心灵撑伞 / 黄申，张家喜，李斌著.
成都：四川大学出版社，2024.8. -- ISBN 978-7-5690-
7112-2

Ⅰ．R749.4-49

中国国家版本馆 CIP 数据核字第 2024GW1246 号

书　　名：识别抑郁，为心灵撑伞
　　　　　Shibie Yiyu, Wei Xinling Chengsan
著　　者：黄　申　张家喜　李　斌

选题策划：孙明丽
责任编辑：孙明丽
责任校对：卢丽洋
装帧设计：墨创文化
责任印制：李金兰

出版发行：四川大学出版社有限责任公司
　　　　　地址：成都市一环路南一段 24 号（610065）
　　　　　电话：（028）85408311（发行部）、85400276（总编室）
　　　　　电子邮箱：scupress@vip.163.com
　　　　　网址：https://press.scu.edu.cn
印前制作：四川胜翔数码印务设计有限公司
印刷装订：成都金龙印务有限责任公司

成品尺寸：170 mm×240 mm
印　　张：11
字　　数：229 千字

版　　次：2024 年 11 月 第 1 版
印　　次：2024 年 11 月 第 1 次印刷
定　　价：60.00 元

扫码获取数字资源

四川大学出版社
微信公众号

前　言

据世界卫生组织统计，抑郁障碍已成为世界第四大疾病，全球超过 3.5 亿人正在饱受该疾病的困扰。目前，全球抑郁障碍患者人群数量还在快速增长，近十年来增速约 18％。据世界卫生组织预测，到 2030 年，抑郁障碍将成为全球疾病负担排名第一的疾病。特别是新冠病毒暴发后，全球精神障碍疾病负担更加沉重，抑郁障碍患者数激增 5300 万，增幅高达 27.6％。《2019 年中国抑郁症领域白皮书》显示，截至 2019 年 12 月，中国患抑郁障碍人数超过 9500 万，抑郁障碍患者是一个相当大的群体。

抑郁障碍具有患病率高、复发率高、危害性大等特点，严重影响着患者的社会功能，给患者个人、家庭带来了巨大负担，同时也给团体和社会发展带来了安全隐患。但是即便这样，抑郁障碍这种心理健康危机仍然没有被大众所重视，抑郁障碍的核心特征经常被悲伤、沮丧、无趣等丰富的消极情绪所掩盖，让人们不自知；尽管它严重影响着现代人的工作、生活状态，但是由于对抑郁障碍类似精神心理问题的羞耻感，出现症状的人们经常选择隐瞒这些心理问题，这不仅给患者自己带来了更大的压力，对于用人单位和社会也是一种较大的风险隐患。如果能在早期进行识别、诊断、治疗，对个人的心理建设、对用人单位的安全稳定及社会的和谐发展都具有非常重要的意义。

近些年，随着高校学生心理健康问题的不断凸显，高校抑郁障碍的筛查和预警成了一项紧迫的任务。《中国国民心理健康发展报告（2019—2020）》显示，2020 年，我国青少年抑郁检出率为 24.6％，其中重度抑郁为 7.4％。在中国科学院发布的心理健康蓝皮书《2022 年中国国民心理健康报告》中，对近 8 万名大学生的心理健康状况进行了调查，发现抑郁的检出率大约是 21.48％。大学阶段是身心发展走向成熟的关键时期，大学生面临人际交往、学习、就业、社会适应等各方面的压力，更易出现焦虑、抑郁。研究发现，大学生心理健康低于全国平均水平，其中焦虑和抑郁是检出率最高、致残性最高的心理疾病。

对于抑郁障碍及其高危人群的预防识别工作，除了宣传教育，让大家了解它、认识它、重视它、预防它，还有很多事情要做，但是第一步就是要做好早期的筛查和识别。对个体而言，识别抑郁障碍早期信号和症状，早期发现和诊断抑

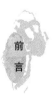

前
言

郁障碍，对康复来说是关键的第一步。对团体来说，识别抑郁障碍早期信号和症状，是确保团队安全稳定、和谐发展的前提。

因此，本书旨在对抑郁障碍的相关概念、高效筛查常用的相关量表以及筛查手段多质融合的发展进行介绍，并以具体示例详细讲解相关量表的编制过程以及心理筛查新技术的应用，来指导心理教育工作者开展抑郁障碍筛查，运用这些方法，及早识别潜在的抑郁障碍人员，为他们及时提供干预和支持。

编者

2024 年 8 月

目　录

理论篇

实操篇

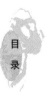

探索篇

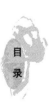

目
录

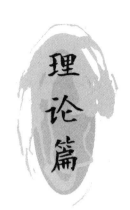

理论篇

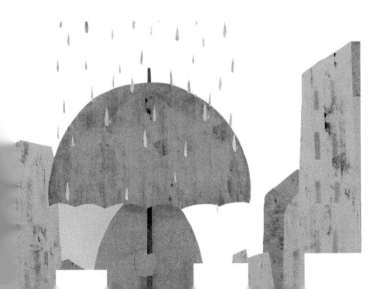

抑郁障碍是一种普遍存在的临床精神健康问题，它对患者的情绪、行为和认知能力产生负面影响，通常表现为持续的悲伤情绪、兴趣缺失、记忆力下降、社交障碍以及植物神经功能失调。这种情感性精神障碍不仅发病率和复发率高，而且严重损害患者的社交能力。大量国内外研究揭示，随着社会进步，抑郁障碍的发病率持续攀升，重症患者的比例也在增长，这给社会和家庭带来了巨大的经济和心理压力。抑郁障碍的严重性不容小觑，它对个人、家庭乃至整个社会都会造成深远的影响和负担。因此，抑郁障碍的预防和治疗已成为全民精神卫生领域的一个关键议题。

　　特别是对于那些处于高压工作环境中的特殊职业群体，在当前社会背景下，提高对抑郁障碍的预防意识显得尤为迫切。通过开展抑郁障碍的筛查和预防工作，不仅可以提升社会大众的心理健康水平和幸福感，还能增强特殊职业人员的抗压能力，有效减少非战斗因素导致的工作效率下降。

　　为了有效预防抑郁障碍，我们需要全面了解有关抑郁障碍的知识。因此，在接下来的理论篇中，我们将从理论层面全面深入地探讨抑郁障碍。

第一章　抑郁障碍的有关概念

一、抑郁障碍的定义

抑郁障碍并不是一种现代疾病，它诞生于西方医学，最早被称为"Melancholia"，起源于古希腊语"Melainachol"，是"黑胆汁"的意思，代表着死亡、邪恶和忧郁。在古希腊医生希波克拉底"体液说"观点的影响下，古希腊哲学家恩培多克勒认为，忧郁是人体黑胆汁过多的结果。长期以来，抑郁障碍的病因一直被"体液说"所主导，认为抑郁障碍的本质是人具有不稳定的体液。表示抑郁的另外一个单词"Depression"起源于拉丁文"Deprimere"，意为"压抑"，这个词常被用来描写经济不景气、气压低沉或人低落时的情绪状态。19 世纪 60 年代，Depression 正式出现在医学字典中，用于描述生理上与情感上的功能下降。精神分析学派始祖弗洛伊德认为 Melancholia 的病理结构是因为个体具有黑胆汁主导的不平衡的体液结构，而 Depression 所描述的发病属于神经症性抑郁，与不良的社会心理因素、不健康的素质和人格特质有关。之后，迈耶又提出了社会与生物相结合的结构，强调了生活情境对个体的影响，最终用 Depression 替代 Melancholia 来描述抑郁障碍。从 Melancholia 到 Depression 的名称变更表明人们对抑郁障碍的认识程度加深了。

当心理学脱离哲学真正成为一门学科后，对抑郁的定义才转向了心理学。1968 年《精神疾病诊断与统计手册》（*The Diagnostic and Statistical Manual of Mental Disorders*，DSM）第二版对抑郁发作的描述为"以严重的情感抑郁和精神运动迟滞为特征"，被归到神经官能症中；1980 年面世的第三版，对抑郁障碍的诊断标准由严变宽，第二版中所描述的抑郁障碍的两个特征都已不存在于这一版的定义中，并且定义了隐匿性抑郁和恶劣心境障碍；第四版于 1994 年出版，将精神病学的诊断系统化为 5 个轴，共包括了 297 种病症，将抑郁障碍归入了临床疾患；2013 年出版的第五版（DSM-V）明确提出了"抑郁障碍"这个概念。因为人们意识到精神障碍并不总能完全被某个单一的障碍所界定，可能反映了一组更大的障碍所具有的共同虚弱性基础，故 DSM-V 中对所包含的障碍进行

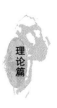

了结构式重组，破坏性心境失调、恶劣心境等被纳入抑郁障碍，并把双相及相关障碍从中分开。与第四版相比，DSM-V抑郁障碍的外延变得更宽。根据DSM-V定义，抑郁障碍包括破坏性心境失调障碍、重性抑郁障碍（包括抑郁发作）、持续性抑郁障碍（恶劣心境）、经前期焦躁症、物质/药品引发的抑郁障碍、其他躯体情况所致抑郁障碍、其他特定和未特定的抑郁障碍。它们的共同特点是存在悲伤、空虚或急躁情绪，并伴有显著影响患者社会功能的躯体和认知的改变，严重影响到个体功能。而它们的差异在于问题发生的时间、持续的时间、次数或假设的病因。

二、抑郁障碍的病程与发病机制

（一）抑郁障碍的病程

随着临床对抑郁障碍研究的不断深入，业界不仅对其诊断标准更加明确，而且对它的不同阶段的划分也日趋清晰。抑郁障碍的病程可以分为三个阶段：病前期、前驱期和临床期，与抑郁障碍病程相关的概念包括抑郁障碍前驱期、亚临床抑郁、阈下抑郁、抑郁发作、愈后残留抑郁等。

抑郁障碍前驱期是指抑郁易感个体从第一次出现改变到第一次出现明显的精神状态之间这段时期，抑郁障碍前驱期的持续时间从1个月到23个月不等，Skjelstad和Holte认为抑郁障碍前驱期的状态特征是情绪和精力出现异常。亚临床抑郁是一种抑郁情绪状态，存在部分状态，在医学上被广泛用来标记疾病发展的早期阶段。抑郁障碍患者大多数在首次发病前就已经存在情绪不稳、焦虑、易怒、睡眠问题、记忆变差、注意力下降、身体不适和社会功能下降等亚临床状态。阈下抑郁是指个体存在两种或多种抑郁状态，至少持续两周，伴随社会功能紊乱的证据，但是还没有达到轻度抑郁、重度抑郁或恶劣心境的诊断标准。抑郁发作是以抑郁障碍诊断标准为特征的疾病状态。愈后残留抑郁是为了区别确诊前的亚临床抑郁和还没有完全缓解的亚临床症状，把在整个疾病阶段缓解后的残余的临床状态，称之为愈后残留抑郁。

（二）抑郁障碍的发病机制

1. 遗传基因研究

遗传流行病学对人群进行的大样本调查提示了抑郁障碍家族遗传因素的作用。调查显示，抑郁障碍患者的家属患同类疾病的可能性是普通人的15倍。抑郁障碍存在家族"扎堆"现象，尤其是在单向抑郁中，一级亲属的发病率更高。有研究显示，父亲或母亲一方患有抑郁障碍的，其子女患抑郁障碍的可能性比同龄人高 25％；而父母双方都患有抑郁障碍，则子女患病的可能性比同龄人高 25％～50％。

2. 神经生物化学研究

研究发现，大脑中神经递质分泌的相对或绝对不足，会导致精神和心理活动全面低下，由此引发抑郁障碍。比如，大脑神经递质中的去甲肾上腺素（NE）可以提供生命能量，5-羟色胺（5-HT）负责情感、欲望和意志，多巴胺（DA）与快乐情绪相关，这三者均与抑郁有重要关系。如果大脑的这些神经递质失去平衡，神经元接收到的信号就会变弱或改变，身体就会出现失眠、焦虑、偏执、抑郁和恐惧等状态，表现为抑郁障碍等精神疾病。此外，乙酰胆碱的增加也会加重情感障碍者的抑郁状态。

随着神经生物化学理论的发展，除神经递质外，大量研究发现抑郁障碍与突触受体敏感性的改变有关，如谷氨酸受体、神经激肽受体、促肾上腺皮质激素释放激素受体、糖皮质激素受体等所导致的生理功能失常，均为抑郁障碍的病理机制提供了较好的解释。

3. 精神分析学说

弗洛伊德认为抑郁是抑郁者对自己的向内的一种愤怒与攻击，本质上是自己的爱依附在另一个固定客体身上的攻击，也就是对客体的攻击。由于这种情感丧失或者这种特定关系令人失望，导致与客体关系的破裂，把对客体失望、愤怒、谴责的投入转向对自我的投入，陷入自我否定、谴责的漩涡。可布森在弗洛伊德的基础上，提出了抑郁四要素，分别是自体意向与客体意向的区别、认同、内驱力和自尊，并在经典精神分析理论的基础上，将自我、超我、客体关系、现实影响等多重因素纳入，整合出一个更具包容性的模型。这一模型可以解释更为复杂的抑郁障碍表现。温尼科特是精神分析客体关系理论"独立学派"的领导者，他通过在临床上观察大量病例发现，很多患者在行为和功能方面表现得像正常人，但内心却觉得自己不是正常人，由此提出"虚假自体障碍"这种心理病理特征，并用这种来自"环境镜映失败而产生的虚假自体"来解释抑郁是如何产生的。这一理论对于推崇类似"懂事听话的好孩子"这样的文化背景下的抑郁障碍解释具有很强的现实意义。

4. 认知理论学说

认知理论认为抑郁障碍患者主要是受不良认知影响，导致不良情绪。认知理论中包含诸多关于抑郁的认知理论模型，包括艾布拉姆森提出的无望感模型、艾里斯的 ABC 理论、贝克的消极认知理论等。艾布拉姆森的无望感理论认为绝望是导致抑郁的最主要原因，尤其是当人们把负性事件归咎于内在的、稳定的、综合的原因时。艾里斯的 ABC 理论认为，认知是行为和情感的桥梁，无论是情感

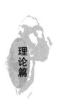

理论篇

障碍还是行为障碍，都与认知曲解有关，当面对同一事件时，有些人有情绪行为障碍，有些人却没有，主要是因为不同的人对该事件有不同的认知评价。贝克的消极认知理论认为抑郁障碍是由消极的认知印象或图式引起的。认知过程一般可分为接受信息并给予评价、思考并产生处理问题的方法和预测事件的结果这样 3 个部分。在接受并评价信息阶段，抑郁个体就表现出对自我和对以往经验做出消极评价的倾向，在思考应对方式上自动受消极思维的指控，以致做出消极的预期。所以贝克认为，抑郁障碍是消极认知方式的结果，而消极认知已经成为抑郁障碍患者的自动化思维模式。

5. 人本主义学说

人本主义学说认为人的本性有一种天生"自我实现"的动机，每个个体都希望最大限度地实现自身的各种潜能，每个个体都生活在自己的主观经验世界中，有着稳定的觉知和自我概念。当个体的外在经验或体验与内在的自我概念不协调时，就会出现心理失衡，个体为了避免失衡带来的负性情绪，就会主观忽视、歪曲或否认现实，但这种不当的应对方式会使个体产生烦恼与无意义感，进而导致抑郁产生。

6. 行为主义学说

行为主义学说认为人的行为是在后天的社会环境中通过强化习得的，社会强化这一外在因素对抑郁形成具有重要影响。当个体在社会环境中，自身的一些本应该受到正强化的特征、技能未受到正强化，导致他这种行为的减少，行为的减少反过来又降低了正强化的可能性，形成循环导致抑郁。

尽管关于抑郁障碍的理论很多，但是目前为止任何一种理论都不能完全阐述清楚抑郁障碍的发病原因。

三、抑郁障碍的心理特征

（一）抑郁障碍的状态学特征

通过临床研究发现，抑郁障碍状态学表现存在多样化和差异化的特征。根据现行国际疾病分类（International Classification of Diseases，ICD）、精神疾病诊断与统计手册（The Diagnostic and Statistical Manual of Mental Disorders，DSM）和中国精神障碍分类与诊断标准（Chinese Classification and Diagnostic Criteria of Mental Disorders，CCMD）三大诊断体系都可以看出，抑郁障碍的诊断标准是不同状态群及状态的组合。例如在 DSM-V 中抑郁障碍是一个谱系，包含破坏性心境失调障碍、重性抑郁障碍、持续性抑郁障碍等 7 种抑郁障碍，虽然所有障碍的共同点是存在悲哀、空虚或易激惹心境，伴随躯体状态和认知改变，但是每种抑郁障碍的具体诊断状态标准仍具有差异性，如"破坏性心境失调障碍"包含 11 条诊断标准，其核心诊断特征是慢性的、严重而持续性的易激惹；"重性抑郁障碍"包含 5 条诊断标准，其中诊断标准 A 又包含 8 条状态标准。由此可见，不同亚型抑郁障碍的诊断标准存在多样性和差异性。此外，同一种亚型抑郁障碍，其状态学也呈现出多样性和差异性。按照现有诊断体系所要求的状态项目排列组合，即使不考虑导致抑郁障碍发生的相关背景，仅满足现有诊断标准，患者群体的主要临床表现也可能出现多种相差甚远的状态。

虽然抑郁障碍状态呈现出多样化和差异性的特征，但是很多状态在医患双方评定时都占了较大的比例，如情绪低落、兴趣减退、精力减退、注意力集中困难、记忆力减退、决断困难、自信心减低、孤独感、忧伤感、能力减退、非特异性躯体状态等，说明无论是从医生角度还是从患者角度，这些状态在抑郁患者身上均表现明显，成为抑郁障碍的主要临床表现。

（二）抑郁障碍的人格特征

抑郁障碍人格特征方面的研究，主要围绕"依赖－自我批评""社会性依赖－自主""完美主义"及"一般人格"等概念展开。

"依赖－自我批评"是抑郁体验量表中包含的两个人格特征，"依赖"表现为渴望被理解、被接受，并得到社会支持，通过建立良好的人际关系提高自尊，否则就会产生无助、虚弱以及害怕被抛弃的恐惧，反映了情感依附的倾向；"自我批评"关注的是人们内化的、高度的自我要求及评价标准和追求完美的态度，做事时注重达成个人目标和提高竞争力。Blatt 认为这两个人格因素在特定压力下与抑郁障碍的发病显著相关，如高依赖性个体在遭遇消极人际事件后容易发生抑郁障碍，高自我批评个体在遭遇失败后容易产生失控感和挫折感，从而产生抑郁障碍。Zuroff 通过实验室研究和纵向研究等方法，验证了"依赖－自我批评"这两个人格因素分别在人际压力和成就压力下影响抑郁障碍发生的表现。

Beck 认为"社会性依赖"与"自主"这两个人格因素与抑郁障碍的发病显著相关。"社会性依赖"是指个体在社会交往方面投入巨大精力，无论是自愿的或是被动的，都希望在人际关系方面呈现出积极互动的形态，对自己的观念与行为都需要不断地从外界反馈来确定；"自主"是指个体非常在意自身的独立性、灵活性以及个人权益，并刻意投入大量精力保护和提高自主性，包括个人选择、行动自主、表达自由以及个人的空间等。Beck 提出的理论与 Blatt 的理论有许多相似之处，都涉及个体在发展中对人际和自我的需求，并且认为当个体对某一需要过分凸显时，在生活事件中就会引发抑郁情绪并逐渐向抑郁易感人格或完美主义人格模式转变，在特定压力下就会引发抑郁障碍的形成。

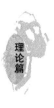
理论篇

完美主义也是一个与抑郁障碍发病显著相关的人格因素。完美主义趋势个体在与生活息息相关的各种事物上努力追求改善，尽量使其完美，当结果不尽如人意时产生强烈挫败感，以致产生自信受挫、自我价值感降低，甚至出现自责自罪等抑郁状态。Hewitt 与 Flett 将"完美主义"分为自我指向完美主义、他人指向完美主义以及社会规定完美主义三个维度。其中，自我指向完美主义是以严格对待自己为特点，他人指向完美主义是以苛求他人完美为特点，社会规定完美主义是他人或主观体验到社会、群体对自己的高要求为特点。"完美主义"与 Blatt 提出的"自我批评"以及 Beck 提出的"自主"具有类似的理论基础，这些理论都强调了个体在自我评价和自我要求方面的严格性对抑郁倾向的影响。

较高水平的"神经质"（消极情感）是影响抑郁障碍起病的气质性因素。大量研究分析了一般人格与抑郁障碍之间的关系，如有研究发现，大五人格中"神经质"得分低者不容易产生抑郁障碍，得分高者则相反；在研究抑郁障碍组艾森克人格量表得分时也发现，抑郁障碍患者精神质（P）和神经质（N）得分明显高于正常组，内外向（E）得分显著低于正常组，说明神经质和精神质对抑郁障碍的发病具有正向预测作用，内外向对抑郁障碍的发病具有负向预测作用。神经质的本质是对负性情感体验的一般倾向，如恐惧、沮丧、困窘、愤怒、内疚及厌恶等。神经质水平高者不仅更容易产生心理上的困扰，而且对应激的应付能力较差，会产生更多非理性观念以及难以控制的冲动。西方人格心理学以"大五人格因素模型"对神经质的界定最为系统，认为神经质是人格量表中最具渗透性的维度，反映个体适应、情绪稳定性或不适应及神经质的程度。"大五人格因素模型"中的神经质量表包含焦虑（担心、恐惧、紧张、敏感等）、愤怒/敌意、抑郁（正常人体验的抑郁情感）、自我意识（耻感、困窘和不自然）、冲动（对欲望的控制能力差）和脆弱（对应激事件和挫折敏感和无助等反应）等六个维度。

人格领域跨文化的深入研究表明，中国人的人格结构与西方人相比有显著的差异。如王登峰等人通过中国被试者再次对西方"大五人格因素模型"量表中的"神经质"进行因素分析时发现，神经质的因子结构在中国被试者的反应中由原来的六个层面重新组合为五个，分别为急躁冲动、抑郁自卑、社交焦虑、愧疚敌意、忧心忡忡。再按照大五人格编制量表的建立程序，通过对中文人格特质形容词评定建构中国人的人格维度，指出中国人人格由七因素构成，与西方的大五人格模型存在显著的差异，且人格七因素结构中并没有独立的神经质维度。虽然人格七因素结构中情绪性的维度与神经质的维度较为相近，但从内容来看，该维度属于个体行事和为人方面的情绪特点，与 N 因素也存在显著的差异。神经质维度的特征几乎分散在中国人所有的人格维度中，如外向性、人际关系、处世态度、行事风格等，如图 1—1 所示。

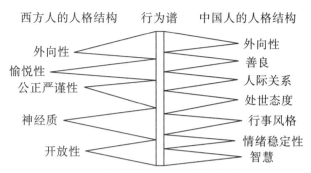

图 1-1　中西方人格结构与行为谱的对应关系示意图

相比一般人群中神经质的描述，MMPI 模型则突出描述与抑郁障碍相关的病理性特质，包括犹豫、压抑、闷闷不乐、对未来悲观；对自己评价低、缺乏自信、感到无能，不能很好地处理事情；抱有罪恶感；寡言、易哭泣、动作缓慢、不活泼；脆弱；焦虑不安、紧张的心情；失败感；内向、忧思、避开深交、保持心理上的距离；细心刻板；很难下决心；回避不快的事或为了回避胜负的对决而让步等。

（三）抑郁障碍的内表型特征

内表型是连接疾病基因与临床表现之间的一座"桥梁"，是各疾病之间相互独立的、有各自特定遗传基础的内在特征。在抑郁障碍这一高度异质性的疾病中，不同的群体具有不同的内表型特征。以重性抑郁障碍为例，重性抑郁障碍内表型包括精神病理学内表型和生物学内表型，精神病理学内表型是把重性抑郁障碍的临床表现分解成能进行量化评定的精神病理学特征，并把核心的精神病理学特征称为关键组分，把符合内表型标准的关键组分称为精神病理学内表型，包括抑郁情绪、快感缺乏、记忆力受损、认知执行功能受损、自主神经系统体征、节律改变、精神运动性改变和应激敏感性增高等；生物学内表型是把符合内表型标准的生物学标记称为生物学内表型，包括快速眼球运动、脑结构及其功能异常和去甲肾上腺素、多巴胺、5-HT、HPA 轴和促肾上腺皮质激素释放激素异常等。

【思考题】

1. 抑郁障碍的定义是什么？
2. 抑郁障碍的病程可以分为几个阶段？
3. 抑郁障碍的发病机制有哪些？
4. 抑郁障碍的心理特征是什么？

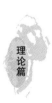

理论篇

第二章　抑郁障碍高危人群及其操作性定义

一、抑郁障碍高危人群的研究现状

心理学家很早就认识到关注抑郁障碍高危人群的重要性，2014 年 Leopoldet 就明确指出，抑郁障碍的早期识别对抑郁障碍的预防、阻断以及改善至关重要。而早期识别的关键就是要能够界定抑郁障碍的高危人群。根据文献对高危人群的定义，除去生物遗传因素，目前主要是围绕三个角度来界定抑郁障碍高危人群并展开相关研究的：第一是根据病程发展来定义抑郁障碍高危人群，第二是根据抑郁障碍的易感性特征来定义抑郁障碍高危人群，第三是根据诱发抑郁障碍的危险因素来定义抑郁障碍高危人群。

（一）根据临床病程界定的抑郁障碍高危人群

精神障碍高危人群概念最早出现在临床研究中，其主要目的是方便精神障碍诊断及治疗效果的评估。临床上通常将"与普通人群相比，患病风险更高或发生有害健康反应风险更大的人"称为"高危人群"。这里的"高危"更多关注的是临床状态，是指个体表现出一些异常但未达到诊断标准的精神障碍的状态群。

有研究表明，大多数的抑郁障碍患者在首次抑郁障碍发病前就已经存在一些亚临床状态，如睡眠障碍、焦虑、紧张、易激惹、兴趣丧失、疲乏、精力下降、动机减少、身体不适、注意力不集中、食欲减退或增强、体重减轻或增加、犹豫不决、沉思、自信心不足、效率下降、无助感等，在此期间出现的这些状态被认为是可以对抑郁障碍进行预测的有效标识。这些研究大多是采用临床精神科检查或精神状态量表评定等行为学方法开展的早期抑郁障碍的探测，例如 Karsten 等人对 201 个有阈下抑郁状态的人进行了为期两年的随访研究，发现阈下抑郁可以预测抑郁障碍，其发生率是正常人群的 6.23 倍（OR＝6.23，95％ CI＝3.31～11.74）。

（二）根据易感性特征界定的抑郁障碍高危人群

抑郁易感性通常被定义为能够揭示和反映病理机制的因素，其内涵不仅包含遗传和生物学因素，还包含如人格、认知以及应对方式等相对稳定的心理因素。

抑郁易感人格是一种稳定的人格特质，它与外部压力相互作用，使一个人更容易抑郁或使抑郁情绪持续增加。抑郁易感人格主要围绕"依赖－自我批评""社会性依赖－自主""神经质"等概念展开。考虑到跨文化背景对人格形成的影响，有中国学者研究发现，中国人群抑郁障碍易感人格主要表现为封闭防御、完美主义、退让随从等特征。

抑郁认知易感性是指个体认为自己无用、无价值等的消极想法、悲观态度以及相对稳定的负性认知特性。认知易感性由各种潜在的、无意识的、消极的认知图式组成，这些认知图式可以被压力激活，尤其是潜在的自我图式。这些消极图式与早期童年经验相联系，是意识之外的，正是这种消极的认知方式与应激生活事件的交互作用使个体极易陷入抑郁状态。

（三）根据危险因素诱发界定的抑郁障碍高危人群

危险因素是指增加患病率或死亡率可能性的因素。一般认为，抑郁障碍的危险因素不是单一的，它可能涉及生物学、自然环境以及社会生活事件等诸多方面，目前比较确认的危险因素包括遗传和环境、生活事件和应激、慢性病等。

（1）遗传和环境。根据对抑郁障碍同卵双生子研究显示，遗传因素占31％～42％，环境因素占58％～67％，环境在抑郁障碍的发病过程中起到更加重要的作用。

（2）生活事件和应激。研究显示，在抑郁障碍发病前约有92％的患者曾经历过应激生活事件，如家庭矛盾、婚恋受挫、亲属离世、意外事故等，其中以丧失性和羞辱性应激事件影响最大。

（3）慢性病。患有两种或者两种以上慢性疾病的患者，其抑郁障碍发生率高达23％，比正常人高出7倍之多。当糖尿病、关节炎、心绞痛等慢性疾病与抑郁障碍共同发病时，通常比单一疾病影响造成的危害更大。

除此之外，诸如抽烟、酗酒、不良生活方式等危险行为，代谢综合征、社交焦虑障碍（社交恐惧症）等都可能引发抑郁障碍。

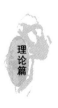

理论篇

二、抑郁障碍高危人群的操作性定义

由于评判理论依据不同，心理学界对抑郁障碍高危人群的界定标准目前尚未统一。通过文献回顾发现，对抑郁障碍高危人群的研究现状，或者只局限于界定具有阈下状态的人群，或者只局限于界定具有抑郁易感人格的人群，又或者只局限于界定具备某种易患抑郁危险因素的人群，单纯从一个角度进行抑郁障碍高危人群筛查，难免会有所遗漏。因此，本书作者结合自身研究，提出将抑郁障碍发作的病程阶段、抑郁易感性特征和抑郁危险因素三者进行有机结合，用病程发展的思维来梳理三者与抑郁障碍高危人群的关系。

首先，我们假设病症前期人群可以分为抑郁易感人群和非抑郁易感人群，在抑郁障碍的发病过程中，具有抑郁易感人格的个体在抑郁危险因素和具体事件刺激下，容易发展成前驱期的首次变化，在刺激事件短时间内消失的情况下，个体会自行恢复健康状态；但是当刺激事件持续或反复出现，具有抑郁易感人格的个体就很有可能由首次出现的变化持续发展成亚临床的状态甚至发展成抑郁障碍，而非抑郁易感人格个体在抑郁危险因素和具体事件刺激下，不易发展成前驱期或亚临床的状态。我们结合抑郁障碍的发病过程，用图1-2演示了病前期的人群是如何进行分化并发展成抑郁障碍状的。由以上分析，我们可以总结：抑郁易感特质是个体发展成抑郁障碍的充分条件，出现状态是发展成抑郁障碍的必要条件，抑郁危险因素是促使抑郁障碍发生率提升的必要非充分条件。由此也可以更好地解释为什么不是所有面对刺激的人都会发展成为抑郁障碍，同时也解释了为什么有一定抑郁易感人格特质和负性认知偏向的人也可以维持较为平稳的现状，不会发展成为抑郁障碍。

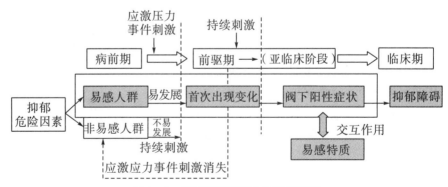

图1-2　抑郁障碍高危人群发病流程

同时，在DSM-V中，不仅从状态的角度对抑郁障碍的诊断进行了定义，而且对抑郁障碍起病的气质性（易感性特质）因素进行了明确，并表示高水平的气质性因素在面对应激性事件时更可能发展成抑郁发作。这为抑郁障碍高危人群筛查提供了理论框架指导。

因此，精准筛查抑郁障碍高危人群不能仅通过抑郁易感性或某一种状态单一指标来进行判断。从方法学的角度来看，使用统计方法将两种或多种因素结合起来进行预测，其预测符合率可提高到 68%～80%。故筛查抑郁障碍高危人群，应该结合"阈下临床状态＋抑郁易感性特质"共同进行，根据此框架，本书对抑郁障碍高危人群的操作性定义为：具备抑郁易感特质，同时符合阈下抑郁标准却未达到 DSM-V 诊断标准的人群。

【思考题】

1. 抑郁障碍高危人群可从哪些方面进行界定？
2. 抑郁障碍高危人群的操作性定义是什么？

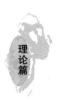

理论篇

第三章　抑郁障碍及其高危人群的测量与评估

一、抑郁障碍的测量与评估方法

对于抑郁障碍的测量，传统方法是进行医生主观评估和量表测量，随着对抑郁障碍生理病理、认知心理、大脑功能等机制的深入探究，诊断抑郁障碍的方法也在不断探索创新。

（一）主观评估

主观评估是医院比较常用的一种测量方法。医生主观评估是指临床精神科医生参照抑郁障碍临床诊断标准对前来就诊的患者进行的判别。目前，国际通用的诊断标准参考是 2013 年由美国精神病学会（APA）编写的 DSM-V。医生对患者进行评估诊断的方式主要有两种：一是医生依靠患者的自我报告和家属的补充，合理地诱导患者的情绪，并运用一定沟通技巧，分析患者的整体状态从而进行评估诊断；二是医生根据经验直接观察患者的临床表现进行评估诊断。

（二）量表测量

对于抑郁障碍而言，研究者们进行心理筛查主要使用的经典量表有抑郁自评量表（SDS）、汉密顿抑郁量表（HAMD）、Beck 抑郁自评量表（BDI）以及流调用抑郁自评量表（CES-D）等。

抑郁自评量表（SDS）由美国的 Zung 编制于 1965 年。该量表由 20 个条目组成，分为精神病性情感症状（2 个项目）、躯体性障碍（8 个项目）、精神运动性障碍（2 个项目）和抑郁心理障碍（8 个项目）四组症状。1~4 级评分，标准分为总分乘以 1.25 后所得的整数部分，总分在 25~100 分之间。我国的标准为：总分<50 分，无抑郁；50~59 分，轻微至轻度抑郁；60~69 分，中度抑郁；70 分以上，重度抑郁。此量表使用简便，评分不受年龄、性别、经济状况等因素的影响，并能相当直观地反映抑郁患者的主观感受。但对于文化程度较低或智力水平稍差的人使用效果不佳，对严重迟缓症状的抑郁评定有困难。SDS 在国内外

已得到广泛应用，具有较好的信度和效度。

汉密顿抑郁量表（HAMD）由 Hamilton 于 1960 年编制，是临床上评定抑郁状态时最普遍的他评（由医生、护士评定）量表，能敏感地反映抑郁障碍状的变化。国内外学者均报告本量表能较好地反映疾病严重程度，实用性强，临床多用于抑郁障碍、躁郁症、神经症等多种疾病的评定，尤其适用于抑郁障碍。但对抑郁障碍与焦虑症表现出的抑郁障碍状却不能很好地进行鉴别，这是由于两者的总分都有类似的增高。

Beck 抑郁自评量表（BDI）由 A. T. Beck 在 20 世纪 60 年代早期根据临床经验制定，专门用于评定抑郁程度。此量表旨在提供一种标准化的稳定的测量，并用于评估治疗效果。BDI 包含了 21 项条目，是在临床心理学的基础研究中广为使用的评定工具，该量表也被用于临床上评定抑郁障碍或抑郁性神经症病人的抑郁程度。贝克等于 1996 年根据美国《精神疾病诊断与统计手册》第四版（DSM-Ⅳ）抑郁障碍诊断标准对 BDI 进行了修订，现在广为使用的是贝克抑郁自评量表第 2 版（BDI-Ⅱ）。

流调用抑郁自评量表（CES-D）由美国国立精神卫生研究所的 Radloff 编制，目前在国际上广泛用于普通人群进行抑郁障碍状的筛查，同时也用于评定抑郁障碍状的严重程度。CES-D 在编制时借鉴了贝克抑郁自评量表（BDI）、抑郁自评量表（SDS）的测量内容。CES-D 虽然不能诊断抑郁障碍，但是作为大样本筛查工具能够有效和准确地检测抑郁障碍状。在我国，在大样本的测试中，中文版流调中心抑郁量表适用于我国不同年龄群体，是一个可靠而有效的自评式抑郁障碍状测量工具。

在临床上，由于工作的紧迫性，量表常用于配合医生对患者进行筛查，有类似温度计一样的预警作用，对超过阳性分的患者再由临床医生进行重点检查，最终做出临床诊断。在大规模心理健康筛查、人员选拔等领域中，自陈式量表以施测简单、计分方便、便捷高效的优势被广泛应用。

（三）认知神经的测量技术

由于传统的测量方法缺少生物信息的依据，加之抑郁障碍患者对自己患病的病耻感，会出现诊断过程中对状态进行掩饰等问题，导致检测不准确，研究者一直在寻找更为客观、准确的抑郁障碍识别方法。近些年，随着生物神经科学的蓬勃发展，专业人士对抑郁障碍的诊断也从不同角度展开探索，大量的研究已经表明，抑郁患者与正常人的认知神经有显著差异。空军军医大学（原第四军医大学）全国征兵心理检测中心就已经着手将认知指标纳入心理测量的过程。因此，认知神经技术以更加灵活高效的方式加入辅助抑郁障碍的筛查中，主要包括以下几种。

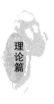

理论篇

1. 脑电技术

脑电信号是由大脑的神经系统产生的，经由大脑各层结构最终传导到头皮。通过脑电设备的采集，可得到不同频率的脑电信号。微弱的脑电信号蕴含着丰富的脑生物信息。当个体处在不同的精神状态、情绪状态、思维状态或者生理状态时，不同脑功能区的脑电波均有差异。脑电的类型主要有：Delta（δ）波、Theta（θ）波、Alpha（α）波、Beta（β）波、Gamma（γ）波。有研究指出，大脑静息态下额叶脑电活动的不对称性、额叶 Alpha（α）波段的异常、额叶 Theta（θ）波活动增多、前额区域的脑网络拓扑结构异常化等都与抑郁障碍显著相关。

2. 脑影像技术

脑影像技术主要是通过测试抑郁障碍患者在面对认知、工作和各种情绪相关刺激时，与正常人脑功能区活动有何不同进行研究。有研究发现，抑郁障碍患者的海马、前额、扣带回、小脑和尾状核等区域的体积较正常人显著减少，在前脑岛、右侧背外侧前额叶和内顶叶等区域代谢异常。Seminowicz 等人发现，抑郁障碍患者在静息态下的异常脑区主要有左梭状回、左颞下回、左苍白球豆状核和右眶额叶等，主要的异常功能回路分别为"颞下回—颞中回—额中回""颞极—眶额叶—脑岛—中央前回"和"脑岛—额上回—壳豆状核—杏仁核"。

3. 眼动技术

随着眼动技术精准性、便携性、易操作性的不断提升，利用眼动技术进行抑郁障碍筛查的研究也越来越广泛。目前抑郁障碍的眼动相关研究多集中在注视稳定性任务、跳视任务、自由视图任务以及涉及情绪的相关图片和字词任务上。有研究发现，在注视稳定性任务当中，抑郁障碍患者比正常人的注视次数增多，注视时间缩短，眼跳次数增加；在反向眼跳任务中，抑郁障碍患者与正常人相比，表现出显著性的抑制反射困难、反向扫视时间增长的特点，表明抑郁个体一旦注意到负性刺激就很难抑制对其投入更多的注意；在自由视图任务中，抑郁障碍患者比正常人呈现出较长的注视时间；再如抑郁障碍患者较正常人更倾向于关注消极刺激，包括消极图片、悲伤表情以及消极词汇等。基于文字材料的研究发现，抑郁个体对于负性词语存在显著的注意偏向，对于情绪词语的反应时间显著长于正常个体。Abel 等人经过研究证实，眼部运动系统异常是抑郁者精神运动迟缓的重要指标。在抑郁障碍评估方面，对诸如情感障碍等中枢神经系统疾病的潜在生理指标研究中，发现眼部运动特征可作为疾病进展、严重程度或治疗效果的生理基础指标。

二、抑郁障碍高危人群的测量策略

以往研究对抑郁障碍的测量技术已经趋于成熟，但是对抑郁障碍高危人群的识别仍然是精神医学的前沿课题，更是特殊岗位人员选拔的前沿课题。虽然关于抑郁障碍的预防及监测技术至今尚未成熟，研究其测量方法的文献相对较少，但是研究者们还是围绕抑郁障碍的发病原理、引发抑郁障碍的相关理论以及抑郁障碍的测量技术，通过对高危人群的测量进行了一些有益探索。与抑郁障碍测量相对应，抑郁障碍高危人群测量也大致有三个方向，即从前驱状态判别、易感性特质判别和内表型指标判别三个方面进行测量。

（一）前驱状态判别

抑郁障碍前驱状态判别是指从临床和状态行为学的角度对抑郁障碍高危人群进行判别，通常是根据临床状态筛查量表，通过降低分数标准来进行高危人群的判别，或者是心理医生根据抑郁障碍发病前驱状态、阈下抑郁或亚临床状态，如睡眠障碍、动机减少、注意力不集中等，对抑郁障碍高危人群进行预测。但由于不同的疾病之间存在相同的状态，如焦虑障碍也存在注意力问题，这种基于状态学的方法容易出现误判。此外，研究者们通常是通过分析首发抑郁障碍患者在不同发病阶段的各种状态表现来进行回顾性研究，探究在抑郁障碍高危阶段哪些状态是具有预警意义的，目前的研究结果尚不统一。

（二）易感性特质判别

抑郁障碍易感性判别是指通过能够揭示和反映抑郁发病机制的内部因素，包含如人格、认知、应对方式等相对稳定的社会心理因素进行判别。在此理论基础上，研究者已经着手尝试从这些因素来筛查抑郁障碍高危人群，如董建树编制的《军事应激反应性抑郁预测量表》，通过选用国内外常用的心理测评量表题目编写项目池，以 SDS 为主效标，基于对抑郁病征、抑郁情绪发生原因的研究，选取相对稳定人格特质等进行理论模型建构，通过多元线性回归分析和探索性因素分析提取了社会支持、内外倾向、情绪起伏、自我认知预评价和思维决策模式 5 个因子，通过量表测评标记出被试者在未来应激事件发生后或较为长期应激状态下罹患抑郁障碍的风险，为提前进行预防性干预提供依据，以期降低风险。然而，此类研究缺少纵向跟踪研究结果的支持验证，且多采用编制的自陈式量表来进行测量，本身还会受到掩饰性、社会赞许性的影响。

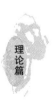

理论篇

（三）内表型指标判别

抑郁障碍高危人群内表型指标判别是指利用认知神经指标辅助筛查抑郁障碍高危人群的测量方法。如对抑郁障碍患者一级亲属的脑功能及其影像学的研究发现，大脑结构改变主要位于右侧梭状回灰质及双侧海马、杏仁核、背外侧前额叶皮质体积的增大。但也有些研究结果显示，有抑郁家族史的健康女性杏仁核体积与没有抑郁家族史的抑郁障碍女性相比，并没有明显差别，抑郁障碍患者一级亲属脑结构改变的特点尚不明确。因此，内表型指标在抑郁障碍的早期识别中的应用还需要进一步的科学研究。

（四）"问卷－眼动"融合综合判别

以上三种对抑郁障碍高危人群的筛查策略，或者只局限于界定具有阈下状态的人群，或者只局限于界定具有抑郁易感人格的人群，又或者只局限于界定具备某种易患抑郁危险因素的人群，都具有一定的局限性。通过追踪研究发现，并不是所有面对困境的人都会发展成为抑郁障碍，也不是抑郁障碍患者的亲属最终都会发展成抑郁障碍，有一些在应激事件刺激下具有抑郁阈下症状的人会在一段时间后恢复正常心态，有一定抑郁易感人格特质和负性认知偏向的人在较为顺利的环境下也较为平稳。在确定抑郁障碍高危人群时，涉及实际管理工作效率，如果根据以往抑郁障碍高危人群的研究方法来确定重点关注对象，往往不能纵观全貌，是一种管中窥豹的视角，这样往往就会产生追踪偏差，导致浪费人力、物力以及出现干预工作不及时、不到位的现象发生。

随着理论的更新、技术的发展，在历代心理学工作者研究成果的基础上，发展出以"多质融合理论"为指导，"问卷－眼动"精准筛查抑郁障碍高危人群的理论策略，提升了将抑郁障碍心理检测关口前移的可能性。提出将抑郁障碍发作的病程阶段、抑郁易感性特征和抑郁危险因素三者进行有机结合，用病程发展的思维来梳理三者与抑郁障碍高危人群的关系。按照方法学，结合多种因素进行预测。这个理论也正好契合了美国罗彻斯特大学医学院精神病学和内科教授恩格尔提出的新的医学模式，即生物—心理—社会医学模式。

【思考题】

1. 抑郁障碍测量的方法有哪些？
2. 抑郁障碍高危人群的测量策略是什么？

第四章　心理测量研究的新技术及应用前景

一、心理测量的多质融合理念

空军军医大学（原第四军医大学）全国征兵心理检测中心苗丹民教授课题组提出的"多质融合技术的心理检测理念"，其内涵就是在作答自陈式量表的基础上，通过运用多项认知神经技术（包括眼动、脑电技术等），分析被试者在量表作答过程中的眼动指标等特征及其变化规律，探索在语言量表刺激下，答题者意识活动的特点与规律，融合生物医学、心理学、计算机科学等多学科的知识架构，将动态、异构、异质的认知数据进行匹配与整合分析，揭示同步多模态行为和神经认知数据下特定情境引起的意识活动的特征，判断特定情境下引起的被试者的意识活动，如态度的偏向性、掩饰性、真实性等，从而达到区分正常人和精神疾病患者或精神疾病高危人群的目的，以此提高心理检测的准确性，从而打破心理测量的瓶颈，实现精准选拔的目的，如图 4−1 所示。

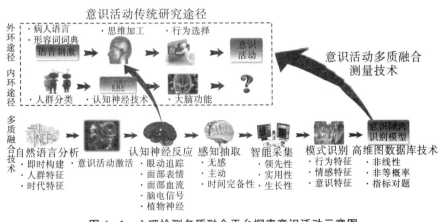

图 4−1　心理检测多质融合平台探索意识活动示意图

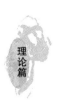

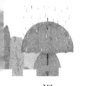
二、视线追踪技术与心理测量

（一）概述

眼动技术（又称视线追踪技术）是研究如何精确、无干扰地追踪人眼视觉过程的技术。如图 4-2 所示，眼动仪的工作原理就是通过高分辨率的相机采集近红外光源下的眼部图像，从图像中提取瞳孔-角膜亮斑矢量（Pupil-Corneal Reflection），通过配准转化成实际空间或平面上一系列的眼动序列点（x_i，y_i，z_i，t_i），眼动注视点输出频率可达 $60\sim300\,\text{Hz}$，精确度可达 $0.1°$（视角）。眼动记录是一种比较自然、干扰较小的数据采集过程，与心理学中其他研究方法相比，有其特殊的优越性，因而使得眼动技术这一领域的研究变得异常活跃。

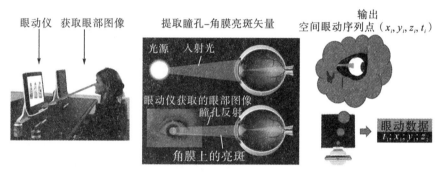

图 4-2　高精度无干扰眼动仪的工作原理

视觉系统是人类获取外部信息最重要的通道，利用视线追踪技术，学者可以探索人在各种不同条件下的信息认知加工机制，例如动机与态度、信息加工能力、有意注意与无意注意等，眼动也成为当代心理学研究的重要技术手段之一。第十一届欧洲眼动研讨会提交的报告包括了视觉信息加工与快速眼动、阅读中的眼动与语言加工、阅读中眼动控制的计算模型、人与计算机交互作用的眼动研究、媒体应用和通讯中的眼动研究等五大方面，这些应用方向均与眼动特征的心理认知相关。

（二）优势

眼动作为一项成熟的认知神经检测技术，在心理认知测量的运用上有着独特的优势。心理测量学认为，心理属性是可测的，但心理的测量不同于物理现象的测量，具有间接性，人的心理必定会以行为的方式反映出来，一种心理属性会对应多种行为。在心理测量中，如果我们可以列举多种行为，并挑选最有代表性的一组行为组成"行为样组"，对心理属性进行推测的可靠性就大大加强。同时，心理测量内表型理论认为，与典型精神疾病状态相关的、微观的、内在的表现，比外在表现更接近生物学基础的内表型指标，在预测疾病、建立疾病的诊断方面是非常重要的，内表型的指标因更少受外在因素的影响，在临床诊断精神障碍中发挥着重要作用。眼动技术可以记录被试者在心理测量时的反应时长以及眼睛随任务刺激产生的一系列实时的注视和跳动行为，反映了个体视觉追踪、工作记忆、逻辑推理与计划能力等多个方面。因此，眼动指标既是行为学指标，又是内表型指标，在心理测量上具有独特的优势。

　　眼动在语言结构方面的研究应用具有较长的历史，人们试图通过研究眼动中注视点的顺序和眼跳来了解阅读背后的认知过程。20 多年来，由于心理语言学研究的深入和眼动技术的发展，研究者开始尝试把眼动作为阅读过程的指示器。由于阅读过程的复杂性，眼动记录能在何种程度上反映阅读过程中的认知活动，研究者已对这个问题做了大量的基础研究，对于眼球运动的一些基本问题进行了深入的探索。

　　目前在对阅读的眼动研究中，分析指标主要包括两类：一类是与眼睛注视有关的时间维度的眼动指标，具体包括以字或词为兴趣区的眼动指标，如单一注视时间、首次注视时间、第二次注视时间、凝视时间、离开目标后的首次注视时间、回视时间和总注视时间等，以及以短语或句子为兴趣区的眼动指标，如第一遍阅读时间、向前阅读时间、第二遍阅读时间、回视路径阅读时间、重读时间等；另一类是与眼睛移动位置有关的空间维度的眼动指标，具体包括眼跳距离、注视位置、注视次数、跳读率、再注视比率和回视次数等。

　　不同的眼动指标具有不同的表征意义，比如，在以字词为兴趣区的时间维度的眼动指标中，单一注视时间被认为是字词识别语义激活阶段的良好指标，第二次注视时间被看作是一个较好反映词汇早期加工的指标，首次注视时间与凝视时间都是反映词汇通达早期阶段的指标等；在空间维度的眼动指标中，眼跳距离可以看作是反映阅读效率和材料加工难度的指标，注视次数能有效地反映阅读材料的认知加工负荷，再注视比率反映对认知变量的反应敏感性，瞳孔直径的变化可以很好地反映语言加工的认知负荷变化。

　　此外，眼动可以帮助解决自陈式量表中"反应偏差"的瓶颈问题。心理学家们研发的各种自陈式量表，实际上就是用语言给被试者呈现出能够代表某种心理属性的行为序列，让被试者对照项目进行自我评判，并在短时间内收集到被试者准确的行为数据组，当被试者自评的行为达到一定的标准（常模）后，就可以判断其具有某种心理属性。所有自陈式量表的题目均是由心理工作者针对所筛查人群的特质维度进行精心设计，并进行过信效度检验的；在编制题目时所用的语言，也是经过反复考究，以最符合测试群体阅读习惯的方式呈现的。客观来讲，在真实作答、自我觉知准确的前提下，量表测量最能反映人格特征。然而，传统

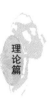

自陈式量表最难以弥补的弊端就是"反应偏差"，特别是在征兵和应聘等特殊场合和环境下，虽然心理学家们尝试用各种手段提升效度，但无论是控制自陈式量表的构成特征，或用指导语缓解情景压力的事前识别技术，还是直接测量社会赞许性程度进行分数校正的事后识别技术，都难以进一步提高自陈式量表的预测符合率。究其原因，是我们对量表结果判别的依据仅仅取决于被试的回答，而"答案"是进行意识加工后的结果。根据 Holden 等人的项目响应过程模型（Process Model of Item Responding），被试者作答自陈式量表需要经过"刺激编码—刺激理解—自我参照决策—反应选择"的过程，如图 4-3 所示，被试者在反应选择阶段会进行社会加工，从而导致"反应偏差"。在自陈式量表作答过程中，被试者需要逐题进行阅读、理解、联系自我进行评价，最后做出选择，无论是对语义的加工还是对自我的评价，都会引发大脑的活动。如果在被试者进入反应选择阶段之前，即在自我参照阶段就能够寻找出客观判断的指标，就有可能打破现有的测量瓶颈，而眼动等认知神经指标都可以作为这种客观指标进行使用，将内表型指标和自陈式量表相融合进行意识过程的研究。

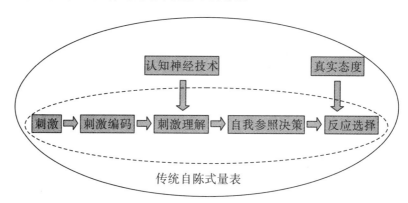

图 4-3　量表作答的项目响应过程模型

　　心理检测过程中，心理量表呈现的不仅是其形式意义，更是对个体心理认知的表征刺激，题目中用于表述状态、特质的语言，在被试者阅读过程中引发相应的认知过程，产生基于视觉的心理表象，刺激被试者产生意识活动，从而产生"心理痕迹"，而视觉心理表象与视感知共享着相同的脑机制，眼动可以实时记录被试者在量表作答中的客观认知过程，因此眼动可以对认知与情感进行最直观的客观反映。

　　（三）应用研究

　　目前，已经开展了大量在精神障碍检测中运用眼动技术的研究，例如在人格测验中，精神障碍患者表现出反应加工更慢、更复杂的认知模式，与正常人相比，他们的量表得分更高，回答问题的时间更长，而且他们的眼动模式也与正常人不同。眼动加工特征与人格特质紧密相连，并在不同的维度间存在差异。认知因素会显著影响不同群体的眼动模式，随着问题复杂性的增加，正常人阅读精细度和回答问题时犹豫度会出现相应提升，而精神障碍患者则缺乏这种认知调控能力。此外，情感因素也会显著影响不同群体的眼动模式，人们在有情绪导向的问题上花的时间更少，而在中性问题上花的时间更多，这一趋势在精神障碍患者身上表现更为明显，而对于积极情绪问题，正常人的眼部运动要比精神障碍患者更精细。

三、机器学习与心理测量

机器学习（Machine Learning，ML）作为人工智能的核心，是近年来新兴的一门交叉学科，涉及多个领域，机器学习的主要目的在于对已有的数据、信息进行自我学习，从中发现数据潜在的规律，并将其用于未知数据的分析和预测。根据机器学习有人或无人的输出方式，可以将其分为监督学习、半监督学习、无监督学习和强化学习，也可以根据学习模型的深度分为传统机器学习和深度学习。目前，应用于抑郁障碍的机器学习算法主要为传统机器学习，如支持向量机、随机森林、K近邻算法、浅层人工神经网络等。近年来，随着深度学习的不断发展，卷积神经网络、自动编码器、深度置信网络等开始逐渐应用于抑郁障碍研究中。

目前，利用机器学习建立抑郁障碍预测模型的基本原理为采集抑郁障碍风险因素、生物标记物等数据，然后对这些数据进行预处理得到归一化的数据集，按一定比例分为训练集和测试集，利用训练集对机器学习算法进行训练，最后用测试集对模型进行性能评估，并在验证评估过程中对模型进行不断优化。机器学习除了可以用于抑郁障碍诊断和筛查，在轻度抑郁和抑郁高危人群的早期识别方面也大有可为。Li等人基于卷积神经网络，建立了轻度抑郁障碍计算机辅助诊断系统（Computer-Aided Detection，CAD），准确率高达85.6%，可以实现对轻度抑郁障碍患者的客观、快速识别。Sau和Bhakta等人利用多层感知机建立了准确度高达97.2%的抑郁障碍风险预测模型，实现了对有抑郁风险的老年人的有效筛查。Moreira等人结合机器学习和物联网技术，实现了产后抑郁风险的有效预测。

四、自然语言处理与心理测量

自然语言处理（Natural Language Processing，NLP）已经成为医学界人工

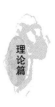
理论篇

智能（Artificial Intelligence，AI）的一个重要发展领域。Calvo 等人详细探讨了自然语言处理技术在心理健康领域的应用潜力，并提出这些应用依赖于计算语言学、人机交互和心理健康等不同领域的跨学科合作。有研究发现，自然语言处理对于从文献语料库中自动发现知识至关重要，可用于决策支持、指南开发和医学文献索引。因此，使用自然语言处理的文本挖掘具有快速、高效分析大型语料库的优点，可以用于文献、量表的定量分析和可视化处理。NLP 的理论发展可以分为四类：统计和基于语料库的 NLP，NLP 研究中使用 WordNet 方法，NLP的有限状态法和其他精简算法，构建大型语法和 NLP 工具的合作项目。

运用统计方法在自然语言处理中有许多目的，例如词义消歧、生成语法和分析、确定作者和说话者的文体证据等。Charniak 指出，通过应用简单的统计测量，在给单词分配词性标签时可以达到 90% 的准确性。目前，国际上关于 NLP工具和技术方面，主要可以分为以下几类：①词法和形态分析，名词短语生成以及分词等；②语义和语篇分析，词义和知识表征；③基于知识的 NLP 方法和工具。

在自然语言处理过程中，自然语言理解（Natural Language Understanding，NLU）是一个先决条件。NLU 的任务主要是理解文本的含义，具体到每个词汇和结构都需要理解。在理解了人类语言的词法、句法、情感之后，就可以进行计算机自然语言生成（Natural Language Generation，NLG）。自然语言处理流程如图 4-4 所示。

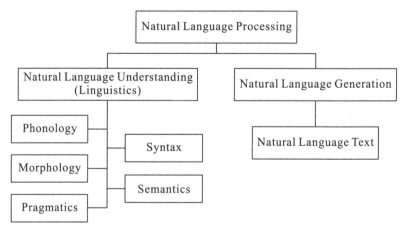

图 4-4　自然语言处理流程

虽然在自然语言分析中，各项技术任务非常紧密地交织在一起，但为了方便，它们也被频繁地单独使用。词法分析是 NLU 的核心基础方法之一。词法分析主要包括分词、词性标注、命名实体识别和词义消歧。分词和词性标注是词法分析的主要任务。词性是词汇最基本的语法属性，在中文的不同句式里都有固定的句子成分，不同的成分可由不同的词性充当，使用词性标注进行分词，便于判定每个词的语法范畴。词性标注是通过一个句子整体结构确定每个单词的词性，在这个处理过程中，可以充当不止一个词性的单词，根据它们发生的上下文关系被分配成最为可能的词性标签。中文信息处理主要是对字、词、段落或篇章进行处理，主要方法分别是基于规则的方法和基于统计的方法。在中文的自然语言分词理解中，词法分析是最核心的一部分。

在自然语言处理技术发展起来之后，人们立足于自然语言处理中的工具，进一步探索人类语言的词汇在量表编制中发挥的作用。例如王忠杰的《以自然语言为基础的当代中国人人格结构探讨》就立足于现代生活中人们实时流行的语言风格，通过对自然语言中的词汇资料进行整理分析获得人格词表，在此基础之上探讨当代中国人的人格结构。张瑶通过自然语言分析技术的词法分析，对 166980 条就诊者的语言描述数据进行梳理，完成文字描述标准化处理，为建立综合医院精神科门诊病历自然语言关键语料库奠定基础。从已有的研究总结发现，虽然自然语言处理的相关研究比较抽象，但其最基础的研究还是对语法、句法和语义的研究，关注的核心在于语言和文本的规律，从而指导新文本的生成。

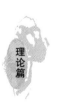

理论篇

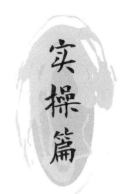

实操篇

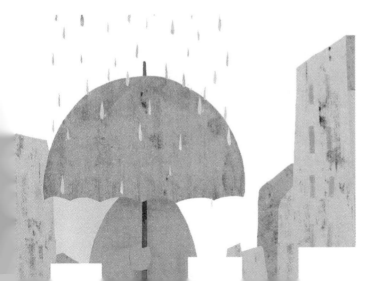

关于抑郁障碍的筛查，在实际工作中最常使用的依然是量表。从研究工具及方法来看，目前常用的抑郁障碍筛查量表主要有 Beck 抑郁自评量表（Beck Depression Inventory，BDI）、抑郁自评量表（Self-Rating Depression Scale，SDS）、流调用抑郁自评量表（Center for Epidemiological Survey, Depression Scale，CES-D）、汉密顿抑郁量表（Hamilton Depression Scale，HAMD）、症状自评量表（Symptom Checklist 90，SCL-90）。不同抑郁量表的设计所依据的抑郁概念不一致，因而其所评定的侧重点也有很大区别，有的测量侧重情感或心境，有的侧重认知，有的侧重生理症状。在使用的过程中，可以根据筛查的重点进行选择，比如对抑郁倾向的筛查可以使用偏向认知的量表，对抑郁程度的测量可以使用偏向生理症状的量表。但大多数量表都以抑郁障碍的典型症状作为评定的首要内容，这一点与各种现行诊断标准是一致的。

有以下三个问题需要注意。

第一，抑郁与正常之间没有截然的界限，是心境的一个连续谱，在非临床诊断的量表筛查结果中，即使分值偏高，也不轻易将其定义为抑郁障碍，通常认为其具有抑郁情绪，如果需要可进一步咨询临床医生。

第二，当前量表的抑郁诊断标准都是操作性、描述性的，不涉及病因学，而各种量表的设计者在设计量表时可能掺杂了其对抑郁之病因的理解，尤其是心理社会学原因的假定，这一点也需注意。

第三，临床医生所关心的主要是临床病人，希望能将抑郁病人从其他病态中区分出来；而由心理社会学者所编制的量表则主要源于正常人，大多数测试是在在校大学生和其他成人中进行的。在将这类量表用于临床时应予以重视，其评分高低不一定能确切反映出临床病人的抑郁严重程度，尤其是用于不同类型抑郁障碍的筛查及评定时，尽管量表评分与临床评定可能有显著的相关性。

在实操篇，将详细介绍在筛查抑郁障碍时经常使用的 4 种量表。

第一章　Beck 抑郁自评量表

一、简介

Beck 将抑郁表述为 21 个"症状—态度类别"，Beck 抑郁自评量表的每个条目便代表一个类别，这些类别包括：心情、悲观、失败感、不满、罪感、惩罚感、自厌、自责、自杀倾向、痛苦、易激动、社会退缩、犹豫不决、形象歪曲、活动受抑制、睡眠障碍、疲劳、食欲下降、体重减轻、有关躯体的健康观念与性欲减退，其目的是评价抑郁的严重程度。

在 1967 年的版本中，对每个类别的描述分为四级，按其所显示的症状严重程度排列，从无到极重，级别赋值为 0～3 分。对不少症状类别，就某一严重程度给出两种不同的描述，其权重值相等，分别标以"a"和"b"，说明它们描述的严重程度相同，例如：

0：我不觉得忧伤

1. 我觉得悲伤或忧愁

a. 我每时每刻都悲伤或忧愁，不能自拔

b. 忧伤或不愉快使我很痛苦

3. 忧伤或不愉快使我无法忍受

在最新的版本中，每个分数只有一种描述，而 21 个类别每类都分四级评分，总分范围为 0～63。

尽管判断抑郁程度的临界值因研究目的而异，但作者提出的以下标准可作为参考：≤4，无抑郁或极轻微；5～13 分，轻度；14～20，中度；21 分或更高，重度。

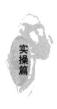

实操篇

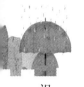

二、信效度测试

Beck 于 1967 年报告了两项研究结果，样本来自某家城市精神病院的住院及门诊病人，第一个样本有 226 人，时间跨度为 7 个月；第二个样本有 183 人，时间跨度为 5 个月。受试中 39% 为男性，黑人占 35%，年龄中位数为 34 岁，15% 属中下阶层，2/3 在门诊，1/3 住院。该量表在编制后又进行了大规模的测试。

内部一致性：奇、偶数分半信度系数为 0.86；Spearman-Brown 系数为 0.93。BDI 常被用作编制新量表的验证工具，所以它与其他量表的相关性肯定不错（r 值范围为 0.50~0.80）。BDI 的因子分析常得出三个互相关联的因子：消极态度或自杀、躯体症状、操作困难。将三个因子做进一步（二次）提取时则可得出一个"总体抑郁"因子。三个斜交因子的相关以及单一的二次因子的生成均说明了该量表内部一致较好。

重测一致性：该量表在数周内重测的稳定系数通常为 0.70~0.80。病人当时的心理状态对该测验很关键。如果让病人按当天的情况回答，BDI 评价的就是状态抑郁，这种回答的稳定性肯定不好；如果让病人按过去一周的情况回答，稳定性就好得多。

聚合效度：BDI 与临床抑郁评定相关显著，相关系数为 0.60~0.90，因样本大小而异。BDI 评分还与其他一些临床指标相关，如生物学检查、电生理检查、心理社会学测验以及睡眠障碍的程度。

区分效度：BDI 与临床抑郁评定的相关（0.59）大于与焦虑的相关（0.14）。也有人怀疑 BDI 的区分效度，尤其是对焦虑和抑郁的区分效度，但它确实可用于区分不同类型的抑郁及不同的诊断，另外，对 BDI 条目的回答可能会受社会期望的影响，即按照期望倾向做出回答。BDI 与 Edwards 社会期望量表的相关性大约为 0.80，因为后者部分地显示了人的自尊。

三、应用与评价

BDI 是最常用的抑郁自评量表，它既适用于各年龄段成年人，也有适用于儿童与少年的版本。在用于老年人时会有些困难，因为 BDI 涉及许多躯体症状，而这些症状对于老年人可以是与抑郁无关的其他病态或衰老的表现。自 1967 年以来，BDI 被应用于 600 个以上的研究项目，有些经过修订形成了各自的常模。

参考文献

[1] Beck，A. T. （1967）. Depression：Causes and treatment. Philadelpbia：University of Pennsylvania Press.

[2] Bekham. E. E.，Leber. W. R.（Eds.）（1985）. Handbook of depresion：Treatment，assessment. and research（Appendix 3）. Homewood. IL：Dorsey.

Beck 抑郁自评量表（BDI）

指导语：这个问卷由许多项目组成，请仔细看每组的项目，然后在每组内选择最适合你现在情况（最近一周，包括今天）的一项描述，并将那个数字圈出来。请先读完一组内的各项叙述，然后选择。

A：

0. 我不感到忧愁

1. 我感到忧愁

2. 我整天都感到忧愁，且不能改变这种情绪

3. 我非常忧伤或不愉快，以致我不能忍受

B：

0. 对于将来我不感到悲观

1. 我对将来感到悲观

2. 我感到没有什么可指望的

3. 我感到将来无望，事事都不能变好

C：

0. 我不像一个失败者

1. 我觉得我比一般人失败的次数多些

2. 当我回首过去我看到的是许多失败

3. 我感到我是一个彻底失败了的人

D：

0. 我对事物像往常一样满意

1. 我对事物不像往常一样满意

2. 我不再对任何事物感到真正的满意

3. 我对每件事都不满意或讨厌

E：

0. 我没有特别感到内疚

1. 在大部分时间内我感到内疚

2. 在部分时间里我感到内疚

3. 我时刻感到内疚

实操篇

F：

0. 我没有感到正在受惩罚

1. 我感到我可能受惩罚

2. 我预感会受惩罚

3. 我感到我正在受惩罚

G：

0. 我感到我并不使人失望

1. 我对自己失望

2. 我讨厌自己

3. 我痛恨自己

H：

0. 我感觉我并不比别人差

1. 我对自己的缺点和错误常自我反省

2. 我经常责备自己的过失

3. 每次发生糟糕的事我都责备自己

I：

0. 我没有任何自杀的想法

1. 我有自杀的念头但不会真去自杀

2. 我很想自杀

3. 如果我有机会我就会自杀

J：

0. 我并不比以往爱哭

1. 我现在比以前爱哭

2. 现在我经常哭

3. 我以往能哭，但现在即使我想哭也哭不出来

K：

0. 我并不比以往容易激惹

1. 我比以往容易激惹或容易生气

2. 我现在经常容易发火

3. 以往能激惹我的那些事情现在则完全不能激惹我了

L：

0. 我对他人的兴趣没有减少

1. 我对他人的兴趣比以往减少了

2. 我对他人丧失了大部分兴趣

3. 我对他人现在毫无兴趣

M：

0. 我与以往一样能做决定

1. 我现在做决定没有以前果断

2. 我现在做决定比以前困难得多

3. 我现在完全不能做决定

N：

0. 我觉得自己看上去和以前差不多

1. 我担心我看上去老了或没有以前好看了

2. 我觉得我的外貌变得不好看了，而且是永久改变

3. 我认为我看上去很丑了

O：

0. 我能像以往一样工作

1. 我要经一番特别努力才能开始做事

2. 我做任何事都必须做很大的努力，强迫自己去做

3. 我完全不能工作

P：

0. 我睡眠像以往一样好

1. 我睡眠没有以往那样好

2. 我比往常早醒1-2小时，再入睡有困难

3. 我比往常早醒几个小时，且不能再入睡

Q：

0. 我现在并不比以往容易感到疲劳

1. 我现在比以往容易疲劳

2. 我做任何事都容易疲劳

3. 我太疲劳了以致我不能做任何事情

R：

0. 我的食欲与以前一样好

1. 我现在食欲没有往常那样好

2. 我的食欲现在差多了

3. 我完全没有食欲了

S：

0. 我最近没有明显的体重减轻

1. 我体重下降超过5斤

2. 我体重下降超过10斤

3. 我体重下降超过15斤，我在控制饮食来减轻体重（是）（否）

T：

0. 与以往比我并不过分担心身体健康

1. 我担心我身体的毛病，如疼痛、反胃及便秘

2. 我很着急身体的毛病，这妨碍我思考其他问题

3. 我非常着急身体疾病，以致不能思考任何其他事

U：

0. 我的性欲最近没有什么变化

1. 我的性欲比以往差些

2. 现在我的性欲比以往减退了许多

3. 我完全丧失了性欲

【思考题】

1. Beck 抑郁自评量表是按什么标准进行评分的？

2. Beck 抑郁自评量表每个类别的描述分几级？

3. Beck 抑郁自评量表适用于什么年龄阶段的人群？

第二章　抑郁自评量表和抑郁状态问卷

一、简介

自评抑郁量表（Self-Rating Depression Scale，SDS）系 William W. K. Zung 于 1965 年编制的自评量表，用于衡量抑郁状态的轻重程度及其在治疗中的变化。1972 年，Zung 增编了与之相应的检查者版本，改自评为他评，称为抑郁状态问卷（Depression Status Inventory，DSI）。评定时间跨度为最近一周。

SDS 和 DSI 分别由 20 个陈述句和相应问题条目组成，每一条目相当于一个有关症状，按 1~4 级评分。20 个条目反映抑郁状态的四组特异性症状：①精神性—情感症状，包含抑郁心境和哭泣两个条目；②躯体性障碍，包含情绪的日间差异、睡眠障碍、食欲减退、性欲减退、体重减轻、便秘、心动过速、易疲劳共 8 个条目；③精神运动性障碍，包含精神运动性迟滞和激越两个条目；④抑郁的心理障碍，包含思维混乱、无望感、易激惹、犹豫不决、自我贬值、空虚感、反复思考自杀和不满足共 8 个条目。

每一个条目均按 1、2、3、4 四级评分，由受试者仔细阅读每一条陈述句，或由检查者逐一提问，根据最适合受试者情况的时间频度圈出 1（从无或偶尔）、2（有时）、3（经常）、4（总是如此）。20 个条目中有 10 项（第 2、5、6、11、12、14、16、17、18 和 20）是用正性词陈述的，为反序计分，其余 10 项是用负性词陈述的，按上述 1~4 级顺序评分。SDS 和 DSI 评定的抑郁严重度指数按下列公式计算：抑郁严重度指数＝各条目累计分/80（最高总分）。指数范围为 0.25~1.0，指数越高，则抑郁程度越重。

二、信效度测试

Zung 等曾进行了 SDS 信效度测试：其内部一致性满意，奇偶数条目相关性分别为 0.73（1973 年）和 0.92（1986 年）。SDS 与 Beck 抑郁自评量表（BDI）、Hamilton 抑郁量表（HAMD）、MMPI 的"D"分量表的评分之间具有高度及中

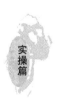

实操篇

度的相关性。Zung 等也曾将 SDS 和 DSI 的评分和 CGI 评分进行比较，提出 SDS、DSI 评分指数在 0.5 以下者为无抑郁；0.50～0.59 为轻微至轻度抑郁；0.60～0.69 为中度至重度抑郁；0.70 及以上为重度抑郁。比较不同诊断病例组 DSI 的评分，显示 DSI 具有较好的判别功能：抑郁障碍组（96 例），平均评分指数为 0.61；精神分裂症组（25 例）为 0.48；焦虑障碍组（22 例）为 0.51；人格障碍组（54 例）为 0.52，差异显著。北医大精神卫生研究所曾对 50 例住院抑郁障碍病人于治疗前、中、后同时进行 SDS 和 HAMD 评定共 300 次，其评分之间的相关系数为 0.84，SDS 评分指数与抑郁严重度之间的关系与报道相符。

三、应用与评价

SDS 和 DSI 分别为短程自评量表和问卷，操作方便，容易掌握，能有效地反映抑郁状态的有关症状及其严重程度和变化，特别适用于综合医院筛查抑郁障碍病人。SDS 的评分不受年龄、性别、经济状况等因素影响，如受试者文化程度较低或智力水平稍差不能进行自评，可采用 DSI 由检查者进行评定。SDS 及 DSI 在国外已广泛应用。我国于 1985 年译成中文首先用于评价抗抑郁药米那普仑（Minaprine）治疗抑郁障碍的疗效和抑郁障碍的临床研究。

参考文献

[1] Phillip R. Shaver，Kelly A. Brenna：Measures of depression and loneliness. 204－207.

[2] Zung W. W. K. Depression status inventory and self-Rating depression scale. ECDEU Assessment manual for psychopharmacology. Revised. 1976. William Guy. U. S. department of health education and welfare public health service，172－178.

抑郁自评量表（SDS）

1. 我感到情绪沮丧、郁闷
2. 我感到早晨心情最好
3. 我要哭或想哭
4. 我夜间睡眠不好
5. 我吃饭像平时一样多
6. 我的性功能正常
7. 我感到体重减轻
8. 我为便秘烦恼
9. 我的心跳比平时快
10. 我无故感到疲劳
11. 我的头脑像往常一样清楚
12. 我做事情像平时一样不感到困难
13. 我坐卧不安，难以保持平静
14. 我对未来感到有希望
15. 我比平时更容易激怒
16. 我觉得决定什么事很容易
17. 我感到自己是有用的和不可缺少的人
18. 我的生活很有意义
19. 假若我死了，别人会过得更好
20. 我仍旧喜爱自己平时喜爱的东西

抑郁状态问卷（DSI）

1. 你感到情绪沮丧、郁闷吗？
2. 你要哭或想哭吗？
3. 你感到早晨心情最好吗？
4. 你夜间睡眠不好吗？经常早醒吗？
5. 你吃饭像平时一样多吗？食欲如何？
6. 你感到体重减轻了吗？
7. 你会和具有吸引力的异性一起聊天说话吗？
8. 你为便秘烦恼吗？
9. 你的心跳比平时快吗？
10. 你无故感到疲劳吗？
11. 你坐卧不安，难以保持平静吗？

实操篇

037

12. 你做事情比平时慢吗？

13. 你的头脑像往常一样清楚吗？

14. 你感到生活很空虚吗？

15. 你对未来感到有希望吗？

16. 你觉得决定一件事情很容易吗？

17. 你比平时更容易激怒吗？

18. 你仍旧喜爱自己平时喜爱的事情吗？

19. 你感到自己是有用的和不可缺少的人吗？

20. 你曾经想过自杀吗？

【思考题】

1. 抑郁自评量表和抑郁状态问卷最大的区别是什么？

2. 抑郁自评量表不适宜什么人群使用？

第三章　流调用抑郁自评量表

一、简介

流调用抑郁自评量表（CES-D）是特别为评价当前抑郁障碍状的频度而设计的，着重于抑郁情感或心境，用于不同时点断面调查结果的对比。与 BDI 和 SDS 不同，CES-D 不能用于临床目的，不能用于对治疗过程中抑郁严重程度变化的监测。CES-D 共有 20 个条目，代表了抑郁障碍状的主要方面，是作者 Radloff 通过对大量临床文献及已有量表做因子分析提取出来的。条目反映了抑郁状态的以下六个侧面：抑郁心情、罪恶感和无价值感、无助与无望感、精神运动性迟滞、食欲丧失、睡眠障碍。填表时要求受试者说明最近一周内症状出现的频度。答案包括："偶尔或无（少于 1 天）"；"有时（1～2 天）"；"经常或一半时间（3～4 天）"；"大部分时间或持续（5～7 天）"，每个选项的赋值为 0～4 分，有四个条目的用词指向非抑郁，防止受试者乱答。总分范围为 0～80 分，分数越高，抑郁出现频度越高。

二、信效度测试

作者在家访普查和精神卫生机构中进行了该量表的测试，在两个不同社区用 CES-D 做了三个不同时点的家访调查，家访用表包含 300 多个条目。之后又在精神卫生机构进行了两次研究进行验证。

第一次家访调查随机抽取两个社区，时间跨度是 1971 年 10 月至 1973 年 7 月，应答率分别为 75%（1173 人）和 80%（1673 人）。第二次调查只有一个社区，时间是 1973 年 3 月至 1974 年 7 月，应答率为 75%（1089 人）。在此次研究中，作者将由 300 多条目组成的 CES-D 初表进一步简化，要求受试者在首次检查后的第 2、4、6 或 8 周再自行填表一次，把结果寄回，寄回率为 56%（$n=$ 419）。第三次调查是对第一、二次调查的受试者进行重测试，时间是 1973 年 6 月至 1973 年 12 月，共有 343 名受试者，应答率为 75%。临床效度研究在两家

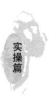

实操篇

私立精神病院进行，共选择 70 例住院病人和 35 例严重抑郁门诊病人。几乎所有的受试样本都照顾到了不同的年龄、种族、性别、文化程度等背景因素。

内部一致性：分半相关性在病人组为 0.85，正常人组为 0.77。α 系数和 Spearman-Brown 系数均在 0.90 以上。

重测一致性：12 个月为 0.32，4 周为 0.67。

聚合效度：CES-D 与 HAMD、Raskin 量表评分的聚合效度 $r=0.44\sim0.56$。经过 4 周治疗后，相关性提高到 $r=0.69\sim0.75$。在正常人群中，CES-D 与其他抑郁自评量表中等相关，与几种负性生活事件正相关。其他研究者发现，CES-D 与 BDI 相关系数为 0.81，与 SDS 相关系数为 0.90。

Radloff 指出，用 CES-D 得分可较好地区分精神科住院病人与一般人群，且对区分病人的抑郁程度有帮助。

区分效度：Radloff 报道，CES-D 与 Marlowe-Crowne 社会期望量表存在较低的负相关（$r=-0.18$）。也就是说，该量表的回答受回答者倾向性的影响不大。

三、应用与评价

除了用于成人，CES-D 还有一个用于儿童的版本，即流调中心儿童抑郁量表（CES-DC）。CES-D 与 BDI 和 SDS 相关显著，但更适用于一般人群调查而不是病人，因为它评价的是抑郁心情而不是整个抑郁障碍群体。

参考文献

[1] Radolff L. S. (1977). The CES-D scale：A self-report depression scale for research in the general population. Applied Psychological Measurement，1：385－401.

[2] Faulstich M E.，Carey M. P.，Ruggiero L. et al. (1986). Assessment of depression in childhood and adolescence：An evaluation of the Center for Epidemiological Studies depression scale for children (CES-DC). American Journal of Psychiatry，143：1024－1027.

流调用抑郁自评量表（CES-D）

指导语：下面是对您可能存在的或最近有过的感受的描述，请告诉我最近一周来您出现这种感受的频度。（检查者将印有下列问题选择答案的卡片交给受检查者）请在每一陈述前标明相应的数值，这些数值的意义如下。

最近一周里：

0 分（偶尔或无/少于 1 天）；1 分（有时/1～2 天）；2 分（一半时间/3～4

天）；3分（多数时间/5～7天）。

1. 一些通常并不困扰我的事使我心烦。
2. 我不想吃东西；我胃口不好。
3. 我觉得即便有爱人或朋友帮助也无法摆脱这种苦闷。
4. 我感觉同别人一样好。（R）
5. 我很难集中精力做事。
6. 我感到压抑。
7. 我感到做什么事都很吃力。
8. 我觉得未来有希望。（R）
9. 我认为我的生活一无是处。
10. 我感到恐惧。
11. 我睡觉不解乏。
12. 我很幸福。（R）
13. 我比平时话少了。
14. 我感到孤独。
15. 人们对我不友好。
16. 我生活快乐。（R）
17. 我曾经放声痛哭。
18. 我感到忧愁。
19. 我觉得别人厌恶我。
20. 我走路很慢。

注：R表示该条目为反序记分。

【思考题】

1. 流调用抑郁自评量表与BDI、SDS有什么不同？
2. 流调用抑郁自评量表的适用人群有哪些？

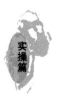

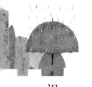

第四章　汉密顿抑郁量表

一、简介

汉密顿抑郁量表由 Hamilton 于 1960 年编制，是临床上评定抑郁状态时使用最为普遍的量表，后又经过多次修订，有 17 项、21 项和 24 项三种版本。现介绍的是 24 项版本。汉密顿抑郁量表适用于有抑郁障碍状的成人。

（一）评定方法

应由经过训练的两名评定员对被评定者进行 HAMD 联合检查。一般采用交谈与观察方式，待检查结束后，两名评定员分别独立评分。若需比较治疗前后抑郁障碍状和病情变化，则于入组时，评定当时或入组前一周的情况；治疗后 2～6 周再次评定，以资比较。

（二）评定标准

HAMD 大部分项目采用 0～4 分的 5 级评分法：（0）无，（1）轻度，（2）中度，（3）重度，（4）很重。少数项目评定则为 0～2 分的 3 级评分法：（0）无，（1）轻～中度，（2）重度。下面介绍各项目名称及具体评分标准。

1. 抑郁情绪（Depressed Mood）

（0）没有；（1）只在问到时才诉述；（2）在谈话中自发地表达；（3）不用言语也可以从表情、姿势、声音或欲哭中流露出这种情绪；（4）病人的自发语言和非言语表达（表情、动作），几乎完全表现为这种情绪。

2. 有罪感（Feeling of Guilt）

（0）没有；（1）责备自己，感到自己已连累他人；（2）认为自己犯了罪，或反复思考以往的过失和错误；（3）认为目前的疾病是对自己错误的惩罚，或有罪恶妄想；（4）罪恶妄想伴有指责或威胁性幻觉。

3. 自杀（Suicide）

（0）没有；（1）觉得活着没有意思；（2）希望自己已经死去，或常想到与死有关的事；（3）消极观念（自杀念头）；（4）有严重自杀行为。

4. 入睡困难（Insomnia-early）

（0）没有；（1）主诉有入睡困难，即上床后半小时仍不能入睡；2）主诉每晚均入睡困难。

5. 睡眠不深（Insomnia-middle）

（0）没有；（1）睡眠浅，多恶梦；（2）半夜（晚12点以前）曾醒来（不包括上厕所）。

6. 早醒（Insomnia-late）

（0）没有；（1）有早醒，比平时早醒1小时，但能重新入睡；（2）早醒后无法重新入睡。

7. 工作和兴趣（Work & Interests）

（0）没有；（1）提问时才诉述；（2）自发地直接或间接表达对活动、工作或学习失去兴趣，如感到没精打采、犹豫不决，不能坚持或须强迫才能工作或活动；（3）劳动或娱乐不满3小时；（4）因目前的疾病而停止工作，住院者不参加任何活动或者没有他人帮助便不能完成病室日常事务。

8. 迟缓（Retardation）

指思维和言语缓慢，注意力难以集中，主动性减退。（0）没有；（1）精神检查中发现轻度迟缓；（2）精神检查中发现明显的迟缓；（3）精神检查困难；（4）完全不能回答问题（木僵）。

9. 激越（Agitation）

（0）没有；（1）检查时表现得有些心神不定；（2）明显的心神不定或小动作多；（3）不能静坐，检查中曾起立；（4）搓手，咬手指，扯头发，咬嘴唇。

10. 精神性焦虑（Psychic Anxiety）

（0）没有；（1）问及时诉述；（2）自发地表达；（3）表情和言谈流露出明显忧虑；（4）明显惊恐。

11. 躯体性焦虑（Somatic Anxiety）

指焦虑的生理症状，包括口干、腹胀、腹泻、打呃、腹绞痛、心悸、头痛、过度换气和叹息，以及尿频和出汗等。（0）没有；（1）轻度；（2）中度，有肯定的上述症状；（3）重度，上述症状严重，影响生活或需要处理；（4）严重影响生活和活动。

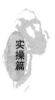
实操篇

12. 胃肠道症状（Gastro-intestinal）

（0）没有；（1）食欲减退，但不需他人鼓励便自行进食；（2）进食需他人催促或请求或需要应用泻药或助消化药。

13. 全身症状（General Somatic Symptoms）

（0）没有；（1）四肢、背部或颈部沉重感、背痛、头痛。肌肉疼痛，全身乏力或疲倦；（2）症状明显。

14. 性症状（Genital Symptoms）

指性欲减退、月经紊乱等。（0）没有；（1）轻度；（2）重度；（3）不能肯定，或该项对被评者不适合（不计入总分）。

15. 疑病（Hypochondriasis）

（0）没有；（1）对身体过分关注；（2）反复考虑健康问题；（3）有疑病妄想；（4）伴幻觉的疑病妄想。

16. 体重减轻（Loss of Weight）

（0）没有；（1）一周内体重减轻1斤以上；（2）一周内体重减轻2斤以上。

17. 自知力（Insight）

（0）知道自己有病，表现为忧郁；（1）知道自己有病，但归于伙食太差、环境问题、工作过忙、病毒感染或需要休息；（2）完全否认有病。

18. 日夜变化（Diurnal Variation）

如果症状在早晨或傍晚加重，先指出是哪一种，然后按其变化程度评分。（0）早晚情绪无区别；（1）轻度变化；（2）重度变化。

19. 人格解体或现实解体（Depersonalization & Derealization）

指非真实感或虚无妄想。（0）没有；（1）问及时才诉述；（2）自发诉述；（3）有虚无妄想；（4）伴幻觉的虚无妄想。

20. 偏执症状（Paranoid Symptoms）

（0）没有；（1）有猜疑；（2）有关系观念；（3）有关系妄想或被害妄想；（4）伴有幻觉的关系妄想或被害妄想。

21. 强迫症状（Obsessional Symptoms）

指强迫思维和强迫行为。（0）没有；（1）问及时才诉述；（2）自发诉述。

22. 能力减退感（Helplessness）

（0）没有；（1）仅于提问时方引出主观体验；（2）主动表示有能力减退感；（3）需鼓励、指导和安慰才能完成病室日常事务或个人卫生；（4）穿衣、梳洗、进食、铺床或个人卫生均需要他人协助。

23. 绝望感（Hopelessness）

（0）没有；（1）有时怀疑"情况是否会好转"，但解释后能接受；（2）持续感到"没有希望"，但解释后能接受；（3）对未来感到灰心、悲观和绝望，解释后不能排除；（4）自动反复诉述"我的病不会好了"或诸如此类的情况。

24. 自卑感（Worthlessness）

（0）没有；（1）仅在询问时诉述有自卑感（我不如他人）；（2）自动诉述有自卑感（我不如他人）；（3）病人主动诉述"我一无是处"或"低人一等"，与评2分只是程度的差别；（4）自卑感达到妄想的程度，例如"我是废物"或类似情况。

（三）注意事项

（1）第8、9及11项依据对病人的观察进行评定，其余各项则根据病人自己的口头叙述评分，但其中第1项需两者兼顾。另外，第7和22项需向病人家属或病房工作人员收集资料，第16项最好是根据体重记录及家属或病房工作人员所提供的资料评定。

（2）有的版本仅有21项，即比24项量表少第22～24项，且其中第7项为0～2分的3级评分法。

（3）有的版本仅17项，即无第18～24项。

（4）一次评定大约需要15～20分钟。这主要取决于病人的病情严重程度及其合作情况；如病人严重迟缓，则所需时间将更长。

（四）结果解释

1. 分界值

按照Davis JM的划分，总分超过35分，可能为严重抑郁；超过20分，可能是轻或中等程度的抑郁；如小于8分，便没有抑郁障碍状。17项版本则分别为24分、17分和7分。

2. 总分

总分是一项很重要的评估指标，能较好地反映病情的严重程度，即病情越轻，总分越低；病情越重，总分越高。在具体研究中，应把量表总分作为一项入组标准。全国精神科量表协作组曾报告，115例确诊为抑郁障碍住院患者的HAMD总分（17项版本）范围为28.45±7.16，这表明研究对象为一组病情程度偏重的抑郁障碍患者，这组研究数据有利于研究结果的类比和重复。同时，总分的变化能评价病情的演变，如上述115例抑郁障碍患者经治疗4周后，对患者

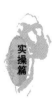
实操篇

再次评定，HAMD总分（17项版本）下降至12.68±8.75，表明患者的病情有了显著改善。同时，这一结果与临床经验和印象相吻合。

3. 因子分

HAMD可归纳为7类因子结构：（1）焦虑/躯体化（Anxiety/Somatization）由精神性焦虑、躯体性焦虑、胃肠道症状、疑病和自知力5项组成；（2）体重（Weight），即体重减轻1项；（3）认识障碍（Cognitive Disturbance），由有罪感、自杀、激越、人格解体或现实解体、偏执症状和强迫症状6项组成；（4）日夜变化（Diurnal Variation），即日夜变化1项；（5）迟缓（Retardation），由抑郁情绪、工作和兴趣、迟缓和性症状4项组成；（6）睡眠障碍（Sleep Disturbance），由入睡困难、睡眠不深和早醒3项组成；（7）绝望感（Hopelessness），由能力减退感、绝望感和自卑感3项组成。这样可更简单明了地反映病人病情的实际特点，并且可以反映靶症状群的治疗效果。

二、信效度测试

评定员经训练后便具有相当高的一致性。Hamilton本人报告，对70例抑郁障碍病人的评定结果，评定员之间的信度为0.90。上海市精神卫生中心曾对46例抑郁障碍、躁郁症、焦虑症等患者做了联合检查，两评定员间的一致性相当好，其总分评定信度系数为0.99；各单项症状评分信度系数为0.78~0.98；P值均小于0.01。全国14个单位精神科量表协作组联合检查，两评定员间的一致性也很好，其总分评定信度系数为0.88~0.99，P值小于0.01。

HAMD总分能较好地反映疾病严重程度。国外报告，其与GAS的相关系数为0.84；国内报道，评定抑郁障碍时，其反映临床症状严重程度的经验真实性系数为0.92。

HAMD也能很好地衡量治疗效果。上海市精神卫生中心曾对58例抑郁障碍患者治疗前后的总分改变与临床疗效判定的结果进行分析，两者呈现正相关，r=0.26（P<0.05）。利用因子做疗效分析还能确切地反映各靶症状群的变化情况。

三、应用与评价

HAMD是经典的抑郁定量表之一，久用不衰，且方法简单，标准明确，便于掌握，临床多用于抑郁障碍、躁郁症、焦虑症等多种疾病的抑郁障碍状之评定，尤其适用于抑郁障碍，然而对于抑郁障碍与焦虑症却不能很好地进行鉴别，因为两者的总分都有类似的形式。

在抑郁量表制定中，HAMD 系标准之一。如果要发展新的抑郁量表，往往要与 HAMD 做信效度的检验。通过 HAMD 因子分析，可以具体反映抑郁病人的精神病理学特点。

参考文献

[1] 汤毓华. 汉密顿抑郁量表. 上海精神医学，1984：2（2）：61－64.

[2] Hamilton M. Development of a Psychiatric Rating Seale for Primary Depression. Brit J Soe Clin Psychol, 1967, 6：278－296.

[3] 朱昌明，霍克均，张慧开，等. 抑郁严重程度的评定. 中华神经精神科杂志，1985：18（5）：285－287.

汉密顿抑郁量表（HAMD）

圈出最适合病人情况的分数

1. 抑郁情绪	0 1 2 3 4	2. 有罪感	0 1 2 3 4
3. 自杀	0 1 2 3 4	4. 入睡困难	0 1 2
5. 睡眠不深	0 1 2	6. 早醒	0 1 2
7. 工作和兴趣	0 1 2 3 4	8. 迟缓	0 1 2 3 4
9. 激越	0 1 2 3 4	10. 精神性焦虑	0 1 2 3 4
11. 躯体性焦虑	0 1 2 3 4	12. 胃肠道症状	0 1 2
13. 全身症状	0 1 2	14. 性症状	0 1 2 3
15. 疑病	0 1 2 3 4	16. 体重减轻	0 1 2
17. 自知力	0 1 2	18. 日夜变化 A. 早 B. 晚	0 1 2 0 1 2
19. 人格解体或现实解体	0 1 2 3 4	20. 偏执症状	0 1 2 3 4
21. 强迫症状	0 1 2	22. 能力减退感	0 1 2 3 4
23. 绝望感	0 1 2 3 4	24. 自卑感	0 1 2 3 4

【思考题】

1. 汉密顿抑郁量表的使用方法是什么？

2. 汉密顿抑郁量表的总分和因子分分别能反映被试人员的什么特点？

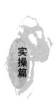

实操篇

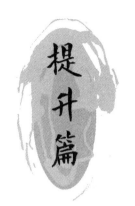

提升篇

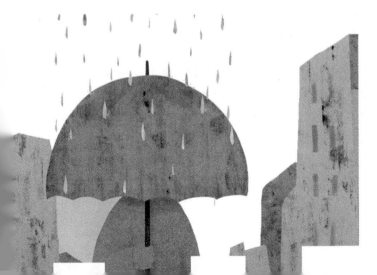

在现实生活、工作中，人们常常在已经发展成抑郁障碍后才进行筛查和治疗，虽然可以亡羊补牢，但心理工作更应该未雨绸缪，对抑郁障碍高危人群开展预防性教育和疏导。相关数据显示，近年来抑郁障碍等精神疾病在高校内部成为新高发病种，严重影响社会的安全稳定和建设发展。这对心理检测工作提出了更新、更高的要求。为了积极应对抑郁障碍的高发态势，提前锁定抑郁障碍高危人群非常有必要。

通过对现有量表及文献的查阅发现，对抑郁障碍高危人群的筛查量表非常少，要么是从抑郁障碍量表的得分进行推测，要么是从人格易感性进行阐述，因此在实际工作中，相关研究者亟须编制量表，对抑郁障碍高危人群进行筛查。

理论篇和实操篇介绍了抑郁障碍及高危的相关理论知识和抑郁障碍人群筛查的常用量表使用方法，提升篇将聚焦抑郁障碍高危人群的筛查方法，同时以抑郁障碍高危人群为例进行量表编制的详细讲解，为非专业的心理教育工作者提供参考指导。

第一章　抑郁障碍高危人群筛查量表

一、简介

抑郁障碍高危人群筛查量表是根据部队抑郁障碍筛查关口前移的实际需求进行研发的，分为两个分量表：抑郁障碍高危人群状态量表（High Risk Depression-State，HRD-S）和抑郁障碍高危人群特质量表（High Risk Depression-Trait，HRD-T）。抑郁障碍高危人群筛查量表不能用于临床诊断，其目的是对抑郁障碍高危人群进行锁定，便于对其开展针对性疏导、认知培养等预防性工作。

抑郁障碍高危人群状态量表根据抑郁障碍高危人群的状态学界定。抑郁障碍高危是抑郁障碍状态的早期阶段，所以量表的维度与抑郁障碍筛查具有基本相同的状态结构，但在程度、数量以及持续时间上有所差异，所以总结抑郁障碍高危人群的状态应包含以下维度：抑郁心境、兴趣减退、食欲问题、睡眠问题、精神运动性问题、注意力问题、疲劳感、无价值感。量表围绕这 8 个维度展开，共40 个条目。

抑郁障碍高危人群特质量表以 DSM-V 中明确指出的气质性风险因素"神经质"为基础进行分析。神经质在西方人格维度中作为一个独立的维度，是反映个体适应、情绪稳定性或不适应的程度，高水平的神经质似乎令个体在面对生活应激事件时更容易发展成抑郁发作。在对神经质有描述的量表中，以"大五人格因素模型"界定最为系统。因此，以大五人格因素模型量表中的神经质维度在本土化研究中因素的重新划分，结合 MMPI 中与抑郁障碍人格相对应的低阶特质，总结抑郁障碍高危人群人格特质应包含以下维度：情绪常态悲观消极、为人处世敏感退让、处事态度自责自罪、对待自己缺乏自信以及日常情绪的不稳定性。量表围绕这 5 个维度展开，共 62 道题目。

两个量表均为 2 级评分制，即是或否。抑郁障碍高危人群状态量表包含 2 道反向计分题，总分 40 分；抑郁障碍高危人群特质量表包含 14 道反向计分题，总分 62 分。状态量表得分越高，表明近期处于被激发期；特质量表得分越高，表明被试者为抑郁障碍高危人群的概率越大。

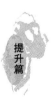

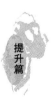提升篇

二、信效度

抑郁障碍高危人群状态筛查量表的 Cronbach's alpha 系数为 0.956，分半信度为 0.930，重测信度为 0.902；抑郁障碍高危人群特质筛查量表的 Cronbach's alpha 系数为 0.962，分半信度为 0.960，重测信度为 0.922。这说明抑郁障碍高危人群筛查量表具有较好的同质性，量表的信度达到了心理测量学水平。

采用探索性结构方程模型对抑郁障碍高危人群筛查量表进行验证性因子分析，状态和特质两个分量表的 CFI 和 TLI 值均在 0.95 以上，RMSEA 的估计值小于 0.05，90%的置信区间都在精确拟合的范围内，且两个分量表维度相关系数都在 0.10~0.76 之间，说明该量表结构明晰，结构效度较好。

对抑郁障碍高危人群筛查量表进行预测效度分析，从追踪结果来看，本量表对于抑郁障碍的发展具有较好的预测效度。本研究的预测结果与 3 个月新生强化训练紧张严苛的环境氛围分不开，所处环境越严苛，对高危个体的催化就越明显，环境若相对宽松，预测率会相应有所变动。

三、应用与评价

抑郁障碍高危人群筛查量表较以往相关研究的量表具有一定的前瞻性。以往的相关研究倾向于选定抑郁障碍患者或抑郁障碍康复者作为高易感人群，通过对这些人群的各种行为表现、人格特质进行回顾性研究，以期从中寻找可能的预警指标。但是这样的选择标准很难排除抑郁障碍的"疤痕"影响，同时这样的人群特征会不会带来预警指标的迟滞也是一个值得探讨的问题。本量表以 DSM-V 中抑郁障碍发作的状态标准和已确立的影响抑郁障碍发作的气质性风险因素为指导，采用自上而下、理论指导实践的方法，拟定框架，编制量表，并运用追踪研究的方式，验证了量表具有较好的预测性，为后续的研究奠定了良好的基础。

抑郁障碍高危人群状态筛查量表

序号	题　目	作答	
1	我连续一段时间总是提不起精神	是	否
2	我觉得自己很糟糕	是	否
3	我感到心情低落	是	否
4	我很镇定	是	否
5	感到自己的精力下降，活动减慢	是	否

序号	题　目	作答	
6	我现在工作（学习）的能力和从前差不多	是	否
7	我最近什么都不想做	是	否
8	我感到沮丧、郁闷	是	否
9	我最近觉得生活很乏味	是	否
10	我最近难以保持平静	是	否
11	我现在做决定比以前要困难得多	是	否
12	我感到很悲伤	是	否
13	我感到没有动力	是	否
14	我感到过分担忧	是	否
15	我的脑子像没有上润滑油	是	否
16	我不能集中自己的注意力	是	否
17	我最近总是头疼	是	否
18	许多时候，我觉得浑身无力	是	否
19	有时我真想摔东西	是	否
20	我最近做事总需要付出比以前更多的努力	是	否
21	我觉得自己的身体健康出了问题	是	否
22	我必须强迫自己做事情，否则难以付诸行动	是	否
23	我最近消瘦了	是	否
24	我最近做什么事都容易感到疲劳	是	否
25	我最近睡眠不好	是	否
26	我最近感觉思维贫乏、行动迟滞、思维缓慢	是	否
27	我最近工作时总是不自主地走神	是	否
28	我对异性的兴趣减退	是	否
29	我睡得不安，容易被惊醒	是	否
30	我的大脑快速运转，但脑子却很乱	是	否
31	我比往常早醒几个小时，而且很难再入睡	是	否
32	有时我真想骂人	是	否
33	我觉得自己过得挺惨的	是	否
34	我最近对身边的事提不起兴趣	是	否

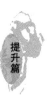

提升篇

序号	题　目	作答	
35	我最近记忆力下降	是	否
36	我不能像从前那样快速理解我所阅读的东西	是	否
37	我比平时说话要少	是	否
38	我最近感到焦躁不安	是	否
39	我最近嗜睡	是	否
40	我最近感觉很空虚	是	否

抑郁障碍高危人群特质筛查量表

序号	题　目	作答	
1	我不是一个充满烦恼的人	是	否
2	我做事情缺乏自信	是	否
3	我是一个心平气和的人	是	否
4	我常常觉得自己不如别人	是	否
5	我常常为事情可能会出现差错而担心	是	否
6	我很难对朋友的请求说不	是	否
7	当我处于压力下，我会感到精神要崩溃了	是	否
8	我总是在很紧张的心理状态下工作	是	否
9	我极少过分沉溺于任何事情	是	否
10	我对自己的长相不满意	是	否
11	我不容易动怒	是	否
12	有时候我感到自己一文不值	是	否
13	我总担心自己会不会犯错	是	否
14	当感到寂寞时，我会变得恐慌	是	否
15	我时常感到悲观失望	是	否
16	很多时候我会感到挫败并想放弃	是	否
17	别人不认为我是一个暴躁或喜怒无常的人	是	否
18	在社交场合时我会感到不自在	是	否
19	我很少冲动行事	是	否
20	我常常觉得自己令人失望	是	否

序号	题　目	作答	
21	与人交往时，我时常害怕犯一些愚蠢的错误	是	否
22	我难于中断使我不愉快的关系	是	否
23	我的情绪一直很低沉	是	否
24	我感到忧愁，并很难改变这种情绪	是	否
25	我觉得我有能力去应付我遇到的大部分问题	是	否
26	我在参加集体活动时很少说话	是	否
27	我容易烦恼和冲动	是	否
28	我觉得我更像一个失败者	是	否
29	我常常担心有失去朋友的危险	是	否
30	我对被别人拒绝的暗示非常敏感	是	否
31	我常常会感到自己"不幸运"	是	否
32	我对周围的事时常感到厌倦	是	否
33	我很少感到忧郁或沮丧	是	否
34	在与人交往中，我总会产生自卑感	是	否
35	我很容易发脾气	是	否
36	每当有不顺利的事情发生，我就有活不下去的想法	是	否
37	如果有人生我的气，我会觉得紧张焦虑	是	否
38	有时候我会因一时冲动而做一些令我后悔的事	是	否
39	我几乎对身边的每件事都不满意	是	否
40	我无法排除内心的沮丧	是	否
41	我通常能控制自己的感觉	是	否
42	我确实缺少自信心	是	否
43	有时觉得自己真是毫无用处	是	否
44	批评和责骂都使我非常伤心	是	否
45	我觉得生活很乏味	是	否
46	我不会因为别人的讥笑和作弄而感到窘迫	是	否
47	我觉得别人对我的评价不高	是	否
48	当别人对我进行评价时，我总是注意那些批评的话语	是	否
49	没有什么事情能引起我的兴趣	是	否

提升篇

序号	题 目	作答	
50	我觉得人生是有价值的	是	否
51	批评或指责会让我感到很难过	是	否
52	我时常觉得内心很苦闷	是	否
53	我的情绪比较平稳	是	否
54	我是一个容易伤感的人	是	否
55	我时常感到自己在为某事担心	是	否
56	我经常感到无助，并希望有人能解决我的问题	是	否
57	我所惧怕的事比大部分人少	是	否
58	我很在意别人对我的看法	是	否
59	我相信我比别人更为敏感	是	否
60	做什么事情我都感到难以开头	是	否
61	我很少感到焦虑或恐惧	是	否
62	当一个我认识的人做了傻事时，我会替他感到难为情	是	否

【思考题】

1. 抑郁障碍高危人群筛查量表由几个分量表组成，各分量表的筛查重点是什么？

2. 抑郁障碍高危人群筛查量表各分量表的分值代表什么意义？

第二章　心理学量表编制的具体步骤

当研究者决定编制一份量表时，首先须拟定编制量表的计划。此份计划包括量表所针对的人群、理论框架、相关资料搜集、编制进度、样本选取、编制完成所需的时间等。本章就心理学量表的编制流程进行理论介绍。

一、学习理论基础

针对不同的人群编制筛查量表，其筛查的理论基础一定不同，也就是说，不同的人群，其人格特质和状态表征都具有独特性，所以，编制筛查量表的第一步是掌握不同筛查人群的理论基础，这样才能有针对性地搜集材料、拟定条目，编制出有识别性的量表。

二、搜集资料

不同的量表所涉及的资料当然有所不同，编制者必须先了解量表的性质，然后再决定搜集资料的方向。如抑郁障碍高危人群筛查量表包含两个分量表，其中状态量表主要是描绘人们在日常生活工作中呈现出来的行为、活动、语言、思维的表现形式，那么编制者就需要对人们日常的状态进行提炼总结。但是特质量表则属于人格方面的量表，编制者就要从人格心理学的理论或既有的量表中或一个人的一贯风格中去搜集。

三、拟定量表的架构

拟定量表的架构通常有两种方法。一种是自上而下，即理论先行的方法，编制者可以参考某一个学者的看法，或是综合数个学者的理论拟出所要编制量表的架构。若此量表有若干个分量表，编制者应先将其定义写出来，以利于后续编制题目之用。另一种是自下而上，即数据驱动的方法，编制者可以先根据拟筛查人群的特质进行条目编写，再根据被试的回答总结符合人群的筛查框架，这就要求

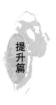

提升篇

在编制条目时覆盖方位要全要广。

四、编制题目

当量表的架构定出来之后，编制者即可参考所搜集来的其他的量表资料来编题。为了在后来的条目分析和结构分析中有选择空间，编制者通常要比预定的题数多编制大约二分之一的题目。如一个分量表需要 10 道题，此时就需编制 15 道题。

五、预试

当题目编好后，编制者需进行预试，即编制者要找一些受试者先对此份量表进行试做，以了解题目是否可用。预试的样本数至少应为编制条目数的 6~8 倍，以便以后的项目分析之用。

六、项目分析

项目分析（Item Analysis）的主要目的是针对预试的条目加以分析，以作为正式选题的参考。进行项目分析时，通常有两种方法可以使用：第一种是 t 检验法；第二种是相关分析法。在做项目分析时，这两种方法都是以单题为单位来进行分析。在进行 t 检验时，是以该分量表总得分的高分组（前 25％ 的受试者）和低分组（后 25％ 的受试者）在每一题得分的平均数进行差异比较，所得的值称为决断值（Critical Ralne，CR），决断值高于量表的临界值，才具有鉴别力，有的学者建议决断值至少应达 3 以上。在进行相关分析法时，有两种方式：一种是含本题在内所得的相关；另一种是不含本题在内的相关。进行第一种相关法时，首先将每个受试者分量表的总得分算出来，然后以题为单位，计算每一题与总得分的相关。一般而言，相关系数至少应达 0.4 以上。进行第二种相关法时，以每一题和该题所在的分量表的总得分（不含该题）求相关。一般而言，相关系数应达显著水准，题目才具有鉴别力。

七、编制正式题目

编制者可根据项目分析的结果来进行选题，只要鉴别力合乎标准的题目都可以选为正式的题目。若项目分析所得各题的决断值都符合要求，则由高至低选出预定的题数。

八、建立信度与效度

一份好的量表必须具有相当的信度和效度。信度是指可靠的程度，而效度则是指有效的程度。有信度的量表通常具有一致性（Consistency）、稳定性（Stability）、可靠性（Dependability）及可预测性（Predictability）等。一份稳定可靠的量表，几次测试所得的结果一定是相当一致的，并且可透过此量表对受试者做出预测。

【思考题】

1. 编制量表前需要做哪些准备？
2. 编制量表的步骤是什么？

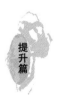

第三章　量表编制具体过程示例

　　本章以抑郁障碍高危人群筛查量表的编制过程为例，就第二章量表编制的步骤进行具体示范。在示例中以抑郁障碍高危人群为目标人群，包括如何确定理论依据，如何搜集资料进行架构确定（维度提取）、条目编制，如何对条目进行预试筛选，以及条目分析、信效度检验的具体软件和具体方法。本章也是对第二章心理学量表编制具体步骤的补充。

一、状态及特质维度提取

（一）状态维度提取

　　在 DSM-V 中，抑郁障碍包括破坏性心境失调障碍、重性抑郁障碍、持续性抑郁障碍、经前期焦躁症、物质/药物引发的抑郁障碍、其他躯体情况所致抑郁障碍、其他特定和未特定的抑郁障碍。考虑到量表编制的适用人群多是应征的青年男性，故选取 DSM-V 抑郁障碍谱系中诊断重性抑郁障碍及持续性抑郁障碍的症状作为阈下状态的参照标准。重性抑郁障碍及持续性抑郁障碍的诊断标准，都以抑郁心境为基本特征。结合这两类抑郁障碍的诊断标准和阈下抑郁的定义，提取抑郁障碍高危人群的典型状态如下。

　　（1）抑郁心境或激惹：个体可能主观报告或他人观察报告较多数时间存在心境抑郁的情况，青少年还可表现为心境易激惹。

　　（2）丧失兴趣或愉悦感：较多数时间，在生活中对大多数活动、兴趣爱好的兴趣减退，或是在以前认为快乐的事件中愉悦体验感降低。

　　（3）食欲问题：没有食欲或食欲暴增，导致体重出现较大幅度波动。

　　（4）睡眠问题：开始出现失眠早醒或睡眠过多的现象。

　　（5）精神运动性激越或迟滞：自己感觉到或者他人也观察到坐立不安或反应迟钝。

　　（6）无力疲劳感：未经历高强度劳动，但大部分时间却出现疲劳或精力不足的现象。

（7）无价值感：出现自信心不足、自责和内疚的情况。

（8）注意力减退：做事需花费较大精力来集中注意力或根本无法集中注意力，做事犹豫不决，记忆力也开始下降。

（9）自毁自伤念头：会冒出自毁自伤的想法。

（二）特质维度提取

DSM-V 中已确立影响抑郁障碍起病的气质性因素为较高水平的"神经质"（消极情感），这也是大五人格量表的五大因素之一。神经质在中国本土化人格研究中包含急躁冲动、抑郁自卑、社交焦虑、愧疚敌意、忧心忡忡 5 个特质，这 5 个特质几乎分散在中国人所有的人格维度中，如外向性、人际关系、处世态度、行事风格等。在明尼苏达多项人格量表测验（MMPI）中，抑郁障碍的病理性人格则突出强调：犹豫、压抑、闷闷不乐、对未来悲观；对自己评价低、缺乏自信、感到无能，不能很好地处理事情；抱有罪恶感；寡言、易哭泣、动作缓慢、不活泼；脆弱；焦虑不安、紧张的心情；失败感；内向、忧思、避开深交、保持心理上的距离；细心刻板；很难下决心；回避不快的事或为了回避胜负的对决而让步等特质。

根据 DSM-V 中对抑郁障碍发作已确定的风险因素"神经质"，以大五人格因素模型量表中的神经质维度在本土化研究中因素的重新划分，结合 MMPI 中与抑郁障碍人格相对应的低阶特质，本研究总结抑郁障碍高危人群人格特质应具有以下特点：情绪常态悲观消极、为人处世敏感退让、对待自己缺乏自信、容易自责自罪以及情绪不稳，如图 3-1 所示。

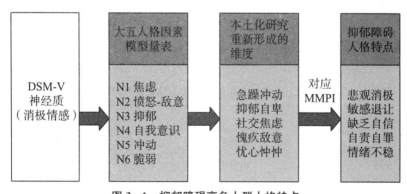

图 3-1　抑郁障碍高危人群人格特点

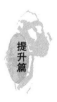

二、筛查量表的初步编制

(一) 初始项目的形成

1. 状态筛查量表项目的形成

根据抑郁障碍高危人群状态界定和对内涵的具体解读，确定了状态方面心境抑郁或激越、兴趣减退等9个维度。为了对其阈下抑郁典型状态进行更加全面地反映并确保其合理性。本研究基于以下两个方面综合构建项目库。

一方面，从目前精神科门诊评估病人所用的量表及社会上普遍使用的经典量表选择代表性项目。主要从以下量表中进行选择：抑郁自评量表（Self-Rating Depression Scale，SDS）；贝克抑郁自评量表（Beck Depression Inventory，BDI）；流调用抑郁自评量表（Center for Epidemiological Survey，Depression Scale，CES-D）；汉密顿抑郁量表（Hamilton Depression Scale，HAMD）；症状自评量表（Symptom Checklist 90，SCL-90）；状态－特质抑郁量表（State-Trait Depression Scale，STDEP）；抑郁状态筛查量表（Patient Health Questionnaire-9，PHQ-9）；明尼苏达多项人格量表（Minnesota Multiphasic Personality Inventory，MMPI）等。

另一方面，对临床精神科医生进行深入访谈，总结提炼抑郁障碍患者发病前的典型状态特征，并编制相应项目。

最终，初步形成包含70个项目的抑郁障碍高危人群状态筛查量表项目池，见表3－1。所有项目采用两级评分，让被试者判断是否存在所陈述的状态，"是"计1分，"否"计0分，反向计分项目则相反。被试者在量表上的得分越高，表明其抑郁高危状态特征越明显。

表3－1　抑郁障碍高危人群状态筛查量表项目构成

项目来源	项目数	例　题
SDEP-S	8	我感到低落
SDS	12	我发觉我的体重在下降
BDI	12	我现在比以往容易疲劳
SCL-90	2	对事物不感兴趣
CES-D	8	我的睡眠情况不好
PHQ-9	9	有不如死掉或用某种方式伤害自己的念头
MMPI	10	我很难把注意力集中在一件工作上

项目来源	项目数	例　题
HAMD	6	我感到焦虑不安
编制	3	我最近工作时总是不自主地走神

2. 特质筛查量表项目的形成

根据抑郁障碍高危人群特质界定提取 5 个维度。为了对已确立的风险因素"神经质"中与抑郁障碍相关的低阶特质进行全面描述，量表的项目库主要来源于以下两个方面。

第一，从现有的人格量表及精神科门诊评估病人常用的抑郁障碍诊断量表中筛选，重新构成抑郁障碍高危人群特质量表。项目主要来源：大五人格因素模型量表（Five-Factor Model，FFM）、艾森克人格量表（Eysenck Personality Questionnaire，EPQ）、明尼苏达多项人格量表（Minnesota Multiphasic Personality Inventory，MMPI）、状态－特质焦虑量表（State-Trait Anxiety Inventory，STAI）、贝克抑郁自评量表（Beck Depression Inventory，BDI）、流调用抑郁自评量表（Center for Epidemiological Survey，Depression Scale，CES-D）和抑郁体验问卷（Depressive Experiences Questionnaire，DEQ）。

第二，对临床精神科医生进行深入访谈，深入分析抑郁障碍高危人群的人格特质，综合采纳临床医生的建议编写项目。

初步形成包含 121 个项目的抑郁障碍高危人群特质筛查量表项目池，见表 3-2。所有项目采用两级评分，让被试者判断是否存在所陈述的特质，"是"计 1 分，"否"计 0 分，反向计分项目则相反。被试者在量表上的得分越高，表明其抑郁高危特质越明显。

表 3-2　抑郁障碍高危人群特质筛查量表项目构成

项目来源	项目数	例　题
FFM	35	我认为自己是一个有点忧郁的人
EPQ	18	在社交场合我总不愿露头角
MMPI	33	批评和责骂都使我非常伤心
STAI	6	我是紧张的
BDI	7	我整天都感到忧愁，且不能改变这种情绪
CES-D	9	我觉得人们对我不太友好
DEQ	9	我常常担心会有失去朋友的危险
编制	4	我不敢真正对别人敞开心扉

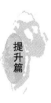

提升篇

（二）项目修订和维度划分

对抑郁障碍高危人群筛查量表两个分量表项目池中的每道项目，按照如下步骤逐条修订并进行维度划分。

第一步，首先请 3 名临床精神科和心理咨询专业博士研究生、2 名心理测量专业硕士研究生，根据临床经验（阈下抑郁表现出的状态少于抑郁障碍患者，状态的严重程度有所不同），对部分项目进行程度描述的调整；然后对于部分从临床抑郁诊断量表中选入特质量表的项目，将其修改以符合特质的描述方式；在语言表达方面，根据抑郁障碍患者常用的词汇修改核心状态和特质的表述方式（见表 3-3）。最终，状态项目池删除 7 道题，保留 63 道题，其中删除了包含"自毁自伤"维度的全部项目（根据临床经验和大量非临床病人的咨询经验，用"自毁自伤"维度评价抑郁障碍高危人群，程度过于严重，题目对正常人群和高危人群不具有区分度）；特质项目池删除 12 道题，保留 109 道题。

表 3-3　题目修改示例

例　题	来源	修改原因	修改结果
我对他人丧失了大部分兴趣	状态	程度偏严重	我近来不太愿意和朋友来往
我做什么事都感到容易疲劳	状态	程度偏严重	我最近做事比较容易疲劳
我最近烦躁、坐卧不安，难以保持平静	状态	程度偏严重	我最近有点烦躁
我比别人更"神经过敏"	特质	不好理解	我比别人更敏感
我通常能控制自己的感觉	特质	不好理解	我通常能控制自己的脾气
我是一个容易过分担忧的人	特质	"过分"的度不好把握	我比起身边的朋友更容易担忧

第二步，由 2 名心理学教授与 3 名心理咨询、心理测量专业的博士研究生共同讨论修改后的项目表述是否保留了原有项目的含义，语言表达是否符合表达习惯；并逐条把与状态相关的项目划分到抑郁心境、兴趣减退、食欲问题、睡眠问题、精神运动性问题、注意力问题、疲劳感和无价值感 8 个维度上；把与特质相关的项目划分到悲观消极、敏感退让、自责自罪、缺乏自信以及情绪不稳 5 个维度上。

第三步，将现有项目编成双向细目表，请 3 名精神科医生和 3 名临床心理咨询师对项目进行适宜性评定，形成量表初稿。评判标准为：项目符合其归属维度的计 1 分，不符合计 0 分。6 名专家在状态 9 个维度上归属认可率分别为 88.40%、87.50%、88.60%、88.20%、84.10%、83.30%、81.50%、82.20%、81.70%，总平均率为 85.06%；在特质 5 个维度上的归属认可率分别为 87.60%、79.80%、83.50%、82.40%、88.20%，总平均率为 84.30%。

抑郁障碍高危人群状态筛查量表确立了 8 个维度共 63 个项目，抑郁障碍高危人群特质筛查量表确立了 5 个维度共 109 道题，见表 3-4 和表 3-5。

表 3-4　抑郁障碍高危人群状态筛查量表

维度	项目数量	例　题
抑郁心境	12	我最近感到心情低落
兴趣减退	10	我最近很多事都不想做
食欲问题	4	我最近基本没有什么食欲
睡眠问题	5	我比往常早醒几小时而且难再入睡
精神运动性问题	11	我感到自己精力下降，活动减慢
注意力问题	8	我很难把注意力集中到一件工作上
疲劳感	6	近来我觉得浑身无力
无价值感	7	我最近让自己和家人感到失望了

表 3-5　抑郁障碍高危人群特质筛查量表

维度	项目数量	例　题
情绪不稳	16	我容易烦恼和冲动
缺乏自信	31	有时候我感到自己一文不值
敏感退让	23	我总担心我的出现会使聚会的气氛变差
自责自罪	20	如果我对某人说错了话或做错了事，我将不敢再次面对他
悲观消极	19	我时常感到忧郁或沮丧

三、筛查量表的项目与结构分析

（一）研究对象

采用方便抽样的方法在某部队院校选择被试者，涉及的专业有侦察专业、通信专业、测控专业和计算机专业等。共发放量表 1625 份，量表回收率 100.00%，回收后对连续缺失 5 道题，或者间断缺失 9 道题，以及连续 15 道题以上作答相同的量表进行了剔除，剩余 1554 份有效量表，有效率 95.60%。其中男性 1490 人，女性 64 人，均具有高中以上文化水平，被试者年龄集中在 18～25 岁之间（见表 3-6）。

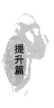

提升篇

表3—6　被试人口学资料

分类	类别	n	百分比/%
性别	男	1490	95.88
	女	64	4.12
年龄	18~19 岁	491	31.60
	20~21 岁	825	53.09
	22~23 岁	168	10.81
	24~25 岁	70	4.50
合　计		1554	100.00

（二）统计方法

使用 Excel 2017 对数据进行录入管理，然后通过 SPSS 21 对抑郁障碍高危人群筛查量表的"状态""特质"两个分量表的题目进行描述统计分析、相关分析、t 检验和探索性因素分析。

缺失值检验："抑郁障碍高危人群状态筛查量表"共 64 道题，"抑郁障碍高危人群特质筛查量表"共 109 道题，在作答量表中，每个量表中连续缺失 5 道题，或者间断缺失 9 道题，则量表视为无效；单个维度有 3 道题以上没有作答则视为无效作答。

雷同性检验：连续 15 道题以上作答相同的量表或者作答呈规律性的，则视为无效作答。

（三）研究结果与讨论

1. 描述性统计分析

对初始抑郁障碍高危人群状态筛查量表的 63 个项目进行平均数和标准差的描述性统计分析，结果见表 3—7。被试者得分最高的项目是 46（0.53±0.67），得分最低的项目是 19、39、45（0.01±0.11，0.01±0.12，0.01±0.11）。

表 3－7　抑郁障碍高危人群状态筛查量表各项目得分（$\bar{x}\pm s$）

题号	得分	题号	得分	题号	得分
1	0.16±0.36	23	0.02±0.13	45	0.01±0.11
2	0.34±0.48	24	0.05±0.22	46	0.53±0.67
3	0.05±0.21	25	0.08±0.27	47	0.13±0.34
4	0.18±0.38	26	0.06±0.23	48	0.11±0.31
5	0.09±0.28	27	0.09±0.28	49	0.13±0.33
6	0.07±0.25	28	0.09±0.29	50	0.07±0.25
7	0.12±0.33	29	0.08±0.27	51	0.45±0.50
8	0.15±0.35	30	0.07±0.25	52	0.07±0.25
9	0.10±0.30	31	0.07±0.26	53	0.47±0.50
10	0.07±0.26	32	0.03±0.18	54	0.22±0.41
11	0.02±0.15	33	0.01±0.12	55	0.12±0.33
12	0.15±0.36	34	0.09±0.29	56	0.02±0.13
13	0.04±0.19	35	0.13±0.33	57	0.06±0.24
14	0.49±0.50	36	0.09±0.28	58	0.21±0.40
15	0.12±0.32	37	0.03±0.18	59	0.07±0.25
16	0.11±0.31	38	0.03±0.18	60	0.04±0.20
17	0.04±0.20	39	0.01±0.12	61	0.08±0.27
18	0.11±0.31	40	0.04±0.19	62	0.05±0.22
19	0.01±0.11	41	0.05±0.22	63	0.04±0.20
20	0.05±0.21	42	0.02±0.15	64	0.11±0.32
21	0.12±0.33	43	0.12±0.33		
22	0.09±0.29	44	0.02±0.14		

　　对初始抑郁障碍高危人群特质筛查量表的 109 个项目进行平均数和标准差的描述性统计分析，结果见表 3－8。被试者得分最高的项目是 46（0.53，0.38），得分最低的项目是 35、55、90（0.01，0.24，0.01，0.18，0.01，0.10）。

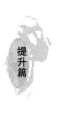
提升篇

表3-8　抑郁障碍高危人群特质筛查量表各项目得分（$\bar{x} \pm s$）

题号	得分	题号	得分	题号	得分	题号	得分
1	0.28±0.45	29	0.10±0.17	57	0.02±0.24	85	0.15±0.50
2	0.29±0.46	30	0.10±0.28	58	0.07±0.15	86	0.27±0.44
3	0.31±0.46	31	0.07±0.34	59	0.03±0.26	87	0.38±0.49
4	0.14±0.34	32	0.03±0.10	60	0.57±0.16	88	0.08±0.49
5	0.57±0.50	33	0.09±0.50	61	0.46±0.50	89	0.14±0.35
6	0.28±0.45	34	0.13±0.24	62	0.05±0.50	90	0.01±0.10
7	0.27±0.45	35	0.01±0.24	63	0.20±0.46	91	0.04±0.19
8	0.28±0.45	36	0.55±0.50	64	0.52±0.40	92	0.09±0.28
9	0.20±0.40	37	0.06±0.42	65	0.10±0.50	93	0.15±0.36
10	0.32±0.47	38	0.06±0.47	66	0.03±0.30	94	0.16±0.37
11	0.17±0.37	39	0.49±0.13	67	0.03±0.17	95	0.05±0.21
12	0.07±0.26	40	0.23±0.39	68	0.09±0.16	96	0.06±0.23
13	0.04±0.19	41	0.33±0.23	69	0.06±0.28	97	0.17±0.37
14	0.14±0.34	42	0.02±0.39	70	0.18±0.23	98	0.32±0.47
15	0.05±0.21	43	0.19±0.21	71	0.13±0.34	99	0.05±0.23
16	0.08±0.28	44	0.06±0.21	72	0.13±0.38	100	0.11±0.31
17	0.02±0.15	45	0.19±0.47	73	0.03±0.34	101	0.37±0.49
18	0.03±0.16	46	0.05±0.38	74	0.09±0.19	102	0.28±0.45
19	0.05±0.22	47	0.05±0.23	75	0.07±0.29	103	0.04±0.20
20	0.28±0.45	48	0.67±0.14	76	0.03±0.25	104	0.08±0.27
21	0.11±0.31	49	0.17±0.29	77	0.38±0.18	105	0.05±0.23
22	0.60±0.49	50	0.06±0.25	78	0.02±0.49	106	0.08±0.27
23	0.59±0.49	51	0.02±0.40	79	0.05±0.13	107	0.21±0.41
24	0.06±0.23	52	0.09±0.09	80	0.07±0.22	108	0.06±0.24
25	0.27±0.44	53	0.07±0.15	81	0.09±0.26	109	0.03±0.17
26	0.28±0.30	54	0.21±0.20	82	0.34±0.22		
27	0.29±0.30	55	0.01±0.18	83	0.65±0.47		
28	0.14±0.45	56	0.04±0.28	84	0.13±0.48		

2. 项目通俗性分析

项目通俗性是指被试者在测验给出选项中的应答率情况，其本质是计算项目的得分率。在本研究中，考虑样本量较大，故采用极端分组法计算通俗性，以量表总分最高的27%和最低的27%分别作为高分组与低分组，求得两组项目得分率的平均数，作为项目通俗性指标，具体见表3-9和表3-10。结果发现，通俗性最高的为0.55，最低的为0.02。从总体上看，量表各项的通俗性偏低，这与实际研究切合，研究发现，阈下抑郁在不同年龄阶段和不同国家的发生率在5%～24%之间，项目通俗性偏低也充分验证了这一现状。从另一个角度来看，也恰恰证实了量表能真实反映被试者抑郁障碍高危发生现状。

表3-9 抑郁障碍高危人群状态筛查量表各项目的通俗性

题号	通俗性	题号	通俗性	题号	通俗性	题号	通俗性	题号	通俗性
1	0.18	14	0.37	27	0.15	40	0.06	53	0.35
2	0.32	15	0.18	28	0.16	41	0.09	54	0.24
3	0.07	16	0.19	29	0.11	42	0.04	55	0.18
4	0.26	17	0.07	30	0.09	43	0.18	56	0.03
5	0.13	18	0.17	31	0.12	44	0.02	57	0.11
6	0.10	19	0.02	32	0.06	45	0.02	58	0.28
7	0.20	20	0.08	33	0.02	46	0.55	59	0.11
8	0.23	21	0.21	34	0.22	47	0.18	60	0.05
9	0.16	22	0.14	35	0.22	48	0.16	61	0.13
10	0.11	23	0.03	36	0.15	49	0.21	62	0.09
11	0.03	24	0.07	37	0.06	50	0.08	63	0.07
12	0.23	25	0.13	38	0.05	51	0.34	64	0.15
13	0.06	26	0.10	39	0.02	52	0.08		

表3-10 抑郁障碍高危人群特质筛查量表各项目的通俗性

题号	通俗性	题号	通俗性	题号	通俗性	题号	通俗性	题号	通俗性
1	0.29	23	0.53	45	0.60	67	0.03	89	0.20
2	0.33	24	0.09	46	0.19	68	0.14	90	0.02
3	0.36	25	0.28	47	0.09	69	0.08	91	0.06
4	0.21	26	0.16	48	0.04	70	0.18	92	0.11

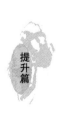
提升篇

续表

题号	通俗性	题号	通俗性	题号	通俗性	题号	通俗性	题号	通俗性
5	0.55	27	0.15	49	0.15	71	0.18	93	0.21
6	0.33	28	0.09	50	0.09	72	0.07	94	0.23
7	0.31	29	0.05	51	0.20	73	0.16	95	0.08
8	0.21	30	0.12	52	0.01	74	0.09	96	0.10
9	0.28	31	0.18	53	0.04	75	0.05	97	0.24
10	0.30	32	0.01	54	0.07	76	0.40	98	0.25
11	0.24	33	0.49	55	0.06	77	0.03	99	0.09
12	0.10	34	0.09	56	0.11	78	0.09	100	0.16
13	0.06	35	0.09	57	0.04	79	0.13	101	0.38
14	0.22	36	0.43	58	0.12	80	0.15	102	0.32
15	0.08	37	0.22	59	0.05	81	0.34	103	0.07
16	0.14	38	0.28	60	0.48	82	0.69	104	0.13
17	0.03	39	0.03	61	0.40	83	0.16	105	0.10
18	0.05	40	0.25	62	0.06	84	0.58	106	0.12
19	0.08	41	0.08	63	0.27	85	0.11	107	0.25
20	0.32	42	0.23	64	0.44	86	0.31	108	0.10
21	0.17	43	0.08	65	0.12	87	0.43	109	0.05
22	0.52	44	0.08	66	0.05	88	0.14		

3. 题总相关分析

项目与总分的相关系数是衡量项目是否是该量表测定潜在行为或心理特质的标准，项目与总分的相关系数越高表示与该量表越接近，一般相关系数低于0.4予以删除。经过初测量表项目筛选，"抑郁障碍高危人群状态筛查量表"共删除18道标准差和相关系数较低的题目，保留45道题目（见表3-11）；"抑郁障碍高危人群特质筛查量表"共删除40道标准差和相关系数较低的题目，保留69道题目（见表3-12）。

表 3-11 抑郁障碍高危人群状态筛查量表筛选 45 条项目指标分析（r）

题号	相关	题号	相关	题号	相关	题号	相关
4	0.64	17	0.61	31	0.53	49	0.62
5	0.55	18	0.62	32	0.58	55	0.44
6	0.44	19	0.40	33	0.39	57	0.54
7	0.67	20	0.62	34	0.65	58	0.56
8	0.62	21	0.64	35	0.66	59	0.60
9	0.61	22	0.58	36	0.56	61	0.53
10	0.49	24	0.44	37	0.45	62	0.56
11	0.52	25	0.58	40	0.52	63	0.46
12	0.60	26	0.59	41	0.58	64	0.41
13	0.53	27	0.67	43	0.42		
15	0.51	28	0.66	47	0.51		
16	0.65	29	0.44	48	0.47		

表 3-12 抑郁障碍高危人群特质筛查量表筛选 69 条项目指标分析（r）

题号	相关	题号	相关	题号	相关	题目	相关
2	0.50	26	0.55	56	0.53	91	0.50
3	0.42	27	0.51	57	0.49	92	0.41
4	0.61	28	0.44	58	0.61	93	0.46
6	0.53	29	0.55	59	0.53	94	0.48
9	0.57	30	0.43	63	0.51	95	0.45
11	0.54	31	0.54	66	0.53	96	0.56
12	0.48	35	0.52	68	0.48	97	0.52
13	0.41	40	0.56	71	0.48	99	0.52
14	0.65	41	0.50	72	0.50	100	0.51
15	0.52	42	0.46	73	0.61	103	0.41
16	0.61	43	0.50	74	0.43	104	0.46
17	0.45	44	0.50	75	0.44	105	0.59
18	0.47	48	0.48	78	0.53	106	0.48
19	0.47	49	0.50	79	0.54	107	0.44

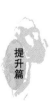

提升篇

续表

题号	相关	题号	相关	题号	相关	题目	相关
20	0.52	50	0.49	80	0.54	108	0.50
21	0.53	53	0.44	83	0.40		
24	0.49	54	0.42	86	0.47		
25	0.50	55	0.49	89	0.41		

4. 项目区分度检验

项目区分度（Item Discrimination）是反应项目对被试者鉴别力的一项指标，也是对项目进行筛选和评价的一项重要指标。本研究采用临界比值（Critical Ralne，CR）来对项目区分度进行检验。当得分是正态分布时，可以用临界比率法将被试者分为高分组（分值前27%）和低分组（分值后27%），然后对两组被试者进行各项目得分均数差异的显著性检验。当某一项目上两组数据 CR 值没有显著性差异的时候（CR>3），说明该项目对两组被试者的鉴别力差，考虑删除。本研究采用了此标准，依据分组进行了独立样本 t 检验，结果见表 3-13 和表 3-14。

表 3-13　抑郁障碍高危人群状态筛查量表项目区分度检验结果

题号	t	题号	t	题号	t	题号	t
4	13.10**	17	5.20**	31	6.87**	49	10.27**
5	7.75**	18	9.17**	32	4.51**	55	8.65**
6	6.11**	19	2.70**	33	2.90**	57	6.49**
7	10.41**	20	5.33**	34	8.52**	58	13.29**
8	11.30**	21	10.27**	35	11.30**	59	6.62**
9	8.65**	22	8.00**	36	8.13**	61	7.24**
10	6.49**	24	4.93**	37	4.51**	62	5.72**
11	3.44**	25	7.62**	40	4.79**	63	4.93**
12	11.76**	26	6.11**	41	5.98**	64	8.13**
13	4.65**	27	8.10**	43	8.91**		
15	8.91**	28	8.39**	47	9.31**		
16	9.58**	29	6.62**	48	8.39**		

注：* $p<0.05$；** $p<0.01$。

表 3-14　抑郁障碍高危人群特质筛查量表项目区分度检验结果

题号	t	题号	t	题号	t	题号	t
2	16.15**	26	8.78**	56	6.24**	91	4.51**
3	14.02**	27	7.88**	57	3.54**	92	6.69**
4	9.83**	28	6.11**	58	7.24**	93	10.11**
6	14.93**	29	4.22**	59	3.92**	94	10.70**
9	12.62**	30	7.37**	63	11.15**	95	5.33**
11	12.25**	31	9.31**	66	4.22**	96	5.85**
12	6.62**	35	6.24**	68	7.37**	97	10.84**
13	4.91**	40	11.37**	71	8.61**	99	5.72**
14	11.15**	41	5.39**	72	4.65**	100	8.52**
15	5.33**	42	11.14**	73	8.13**	103	5.06**
16	7.88**	43	5.20**	74	5.85**	104	6.00**
17	3.44**	44	5.46**	75	3.93**	105	6.24**
18	4.07**	48	3.42**	78	5.12**	106	6.99**
19	4.99**	49	7.98**	79	6.99**	107	11.93**
20	14.44**	50	5.98**	80	7.32**	108	6.24**
21	8.52**	53	3.60**	83	7.83**		
24	5.59**	54	6.38**	86	11.94**		
25	13.61**	55	4.24**	89	8.05**		

注：* $p < 0.05$；** $p < 0.01$。

结果发现，抑郁障碍高危人群状态筛查量表中 45 道题和抑郁障碍高危人群特质筛查量表中 69 道题的 t 值均显著，表明量表能较好地区分高分组和低分组被试者。

5. 结构分析

在本研究中，抑郁障碍高危人群筛查量表以 DSM-V 的状态诊断标准和已确立的气质性风险因素为指导形成维度理论构想并进行项目编制，量表的维度设想构建还需要通过数据分析以符合统计学意义，来进一步验证维度的合理性。首先对抑郁障碍高危人群筛查量表进行探索性因子分析（EFA），然后用验证性因子分析方法对探索性因子分析的结果进行验证。

因为量表编写采用"是""否"2 级评分方式，故选用 Mplus 的二分变量因子分析稳健加权最小二乘法，分别对两个分量表进行探索性因子分析。

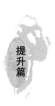

提升篇

对抑郁障碍高危人群状态筛查量表进行1~9个维度探索性因子分析，编程计算见附录1。从现实数据来看，7因子、8因子和9因子模型拟合度都较为理想，但8因子更符合前期理论假设，故本研究采用8因子（见表3-15）。

表3-15　抑郁障碍高危人群状态筛查量表探索性因子分析模型拟合指数

Model	χ^2（卡方）	Df	TLI	CFI	SRMR	RMSEA（90%CI）
7因子	691.500**	521.000	0.987	0.992	0.041	0.022（0.017 0.026）
8因子	629.700**	488.000	0.989	0.993	0.038	0.021（0.016 0.025）
9因子	567.200**	456.000	0.991	0.994	0.033	0.019（0.013 0.024）

注：* $p<0.05$；** $p<0.01$。

对8个因子中的项目进行分析：项目负荷值代表该项目与公共因素间的相关程度，项目负荷值越大，说明它与公共因素的关系越密切。故在本研究中，删除因子负荷值低于0.30的5道题，具体分析结果见表1-16。

表3-16　抑郁障碍高危人群状态筛查量表因子分析结果（负荷值）

题号	因子1 抑郁心境	因子2 注意力问题	因子3 兴趣减退	因子4 无价值感	因子5 疲劳感	因子6 睡眠问题	因子7 食欲问题	因子8 易激惹
3	0.94							
12	0.94							
8	0.92							
40	0.84							
14	0.81							
4	0.70							
37	0.58							
26		0.87						
35		0.84						
36		0.84						
16		0.83						
27		0.82						
15		0.80						
11		0.69						
30		0.69						

题号	因子 1 抑郁心境	因子 2 注意力问题	因子 3 兴趣减退	因子 4 无价值感	因子 5 疲劳感	因子 6 睡眠问题	因子 7 食欲问题	因子 8 易激惹
7			0.67					
34			0.44					
39			0.38					
13			0.37					
9				0.52				
2				0.41				
6				0.34				
33				0.33				
18					0.60			
24					0.59			
20					0.58			
22					0.51			
5					0.46			
25						0.84		
29						0.83		
31						0.57		
1						0.41		
17							0.48	
21							0.41	
6							0.34	
23							0.33	
19								0.64
32								0.55
38						—		0.38
10								0.35

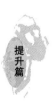

将 8 个因子与原有 8 个维度进行对比，将原有维度中的抑郁心境（激惹）和精神运动性激越或迟滞融合起来，重新划分成两个维度，分别是以抑郁心境和精

神迟滞组合起来的新维度以及易激惹和精神运动性激越组合起来的新维度；其余因子均与原维度相吻合。因此参照理论模型的维度，将这 8 个因子分别命名为抑郁心境、易激惹、兴趣减退、无价值感、注意力问题、睡眠问题、食欲问题、疲劳感。最终形成 8 个维度共 40 道题的抑郁障碍高危人群状态筛查量表。抑郁障碍高危人群状态筛查量表维度碎石图见图 3-2。

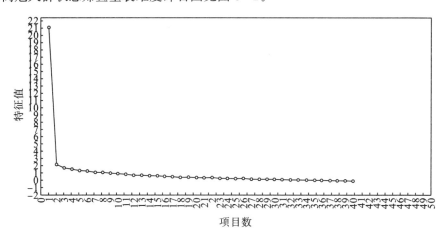

图 3-2　抑郁障碍高危人群状态筛查量表维度碎石图

对抑郁障碍高危人群特质筛查量表进行探索性因子分析，编程计算见附录 2。抑郁障碍高危人群特质筛查量表分 5 个维度进行编制，从数据上看 5 个因子与 6 个因子拟合情况均较好，故对这 2 种情况进行进一步对比分析，数据见表 3-17。

表 3-17　抑郁障碍高危人群特质筛查量表探索性因子分析模型拟合指数

Model	χ^2（卡方）	Df	TLI	CFI	SRMR	RMSEA（90%CI）
5 因子	1959.10**	1591.00	0.98	0.98	0.06	0.02（0.02　0.02）
6 因子	1835.50**	1534.00	0.98	0.99	0.05	0.01（0.01　0.02）

注：** $p < 0.01$。

将 6 个因子与编制量表时拟定的 5 个维度进行对比，其中 5 个因子与原有维度悲观消极、敏感退让、自责自罪、缺乏自信以及情绪不稳形成良好的对应，模型拟合出的第 6 个因子，题目集中反映人的心态脆弱，如"很多时候我感到挫败并想放弃""批评或指责会让我感到非常难过"等，"脆弱性"也是大五人格因素模型神经质中的一个因素，在 6 个因子中被单独反映出来，抑郁障碍高危人群特质筛查量表因素分析结果见表 1-18。删除因子负荷低于 0.30 的 7 道题，最终形成 6 个维度共 62 道题的抑郁障碍高危人群特质筛查量表。抑郁障碍高危人群特质筛查量表维度碎石图见图 3-3。

表 3-18 抑郁障碍高危人群特质筛查量表因子分析结果（负荷值）

题号	因子 1	因子 2	因子 3	因子 4	因子 5	因子 6
	悲观消极	敏感退让	自责自罪	缺乏自信	情绪不稳	心态脆弱
38	1.13					
37	1.05					
16	0.97					
21	0.94					
15	0.89					
28	0.88					
30	0.83					
27	0.82					
23	0.81					
34	0.77					
42	0.77					
60	0.74					
22	0.72					
1	0.68	—				
61	0.65					
36	0.64					
3	0.64					
11	0.62					
47	0.55					
9	0.45					
59	0.44					
10	0.41					
13	0.30					
5		0.81				
31		0.73				
7		0.73				
4		0.67				
46		0.56				

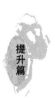

提升篇

续表

题号	因子1 悲观消极	因子2 敏感退让	因子3 自责自罪	因子4 缺乏自信	因子5 情绪不稳	因子6 心态脆弱
41		0.52				
52		0.48				
33		0.46				
2		0.32				
12			0.63			
19			0.61			
18			0.55			
17			0.52			
26			0.50			
44			0.43			
45			0.37			
56			0.32			
53				0.73		
20				0.63		
49				0.61		
51				0.60		
14				0.59		
32				0.44		
54				0.44		
58				0.37	—	
43					0.46	
50					0.45	
62					0.39	
26					0.34	
35					0.49	
29					0.47	
55					0.37	
8						0.56

题号	因子1	因子2	因子3	因子4	因子5	因子6
	悲观消极	敏感退让	自责自罪	缺乏自信	情绪不稳	心态脆弱
6						0.52
24						0.48
40						0.41
57						0.32
39						0.35

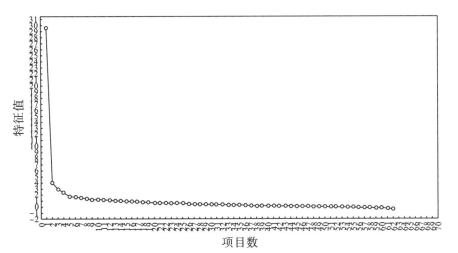

图3—3　抑郁障碍高危人群特质筛查量表维度碎石图

6. 讨论

在抑郁障碍筛查领域，与本研究最相近的一个量表是斯皮尔伯格博士编制的状态—特质抑郁量表（STDEP）。但是 STDEP 的两个分量表仅从情绪恶劣和快感缺失两个因子进行了评定，虽然该量表在实际应用中被证明有较高的信效度，能够较准确地反应抑郁状态和抑郁特质的强度，但是该量表排除了躯体方面的状态，具有一定的局限性，并且自该量表诞生以来也鲜有更新。因此，本研究从 DSM-V 的状态诊断标准和已确立的风险性气质因素入手进行探索，结合人格本土化研究，更全面地分析提取了抑郁障碍高危人群在状态和特质上可能存在的维度特点。

研究发现，阈下抑郁是重度抑郁障碍发作的预兆。阈下抑郁是指存在两种或多种抑郁状态，至少持续两周，伴随社会功能紊乱的证据，但是还没有达到轻度抑郁、重度抑郁或恶劣心境的诊断标准。参照该定义，本研究提出抑郁障碍高危人群的状态学界定是抑郁障碍状态的早期阶段，与其具有基本相同的结构状态，

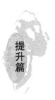

但在程度、数量以及持续时间上有所差异。在邀请心理学专家进行维度评定时，心理学家一致认为"自毁自伤"维度用于筛查抑郁障碍高危人群程度过于严重，故经商讨后予以去除，直接以重性抑郁障碍及持续性抑郁障碍的其余 8 种状态诊断标准作为抑郁障碍高危人群阈下状态维度的参照标准，展开状态量表的编制。

抑郁障碍高危人群特质方面，以 DSM-V 中明确指出的气质性风险因素"神经质"为基础进行分析。神经质在西方人格维度中作为一个独立的维度，用于反映个体适应、情绪稳定性或不适应的程度。高水平的神经质似乎令个体在面对生活应激事件时更容易发展成抑郁。在对神经质有描述的量表中，以"大五人格因素模型"界定最为系统。因此，根据大五人格因素模型量表中的神经质维度在本土化研究因素中的重新划分，结合 MMPI 中与抑郁障碍人格相对应的低阶特质，总结抑郁障碍高危人群人格特质应具有以下特点：情绪常态悲观消极、为人处世敏感退让、处事态度自责自罪、对待自己缺乏自信以及日常情绪不稳定等。

在编制量表时，完全按照规范的量表编制流程进行，需强调的是，在编制中笔者着重做了以下工作：一是针对现有抑郁障碍高危人群筛查量表状态和特质划分不清晰的问题，紧紧围绕状态－特质进行项目区分筛选；二是针对抑郁障碍高危人群的特点和专家的意见对项目的严重程度进行修改，确保项目的有效性；三是因为量表后期要与眼动结合，在量表编制过程中，对描述状态、特质的词语参考临床医生提供的病人喜欢用的词语进行替换，力求具有更高的语言效度。以往实验证明，使用病人常用的语言进行状态和特质的描述，启动效应更快，且更能激发病人的眼动特征。

项目选择是开发量表的关键过程，需要经过数据的检验。在项目筛选中，本实验主要采用项目通俗性分析、相关分析和项目区分度检验，观察项目与总量表所要检测内容的相关性以及项目对被试者的鉴别力。通过这一实验，初步了解项目鉴别力，实现对项目质量优劣的客观评价。

对抑郁障碍高危人群状态筛查量表的各个维度进行探索性因子分析提示，将原有维度中的抑郁心境（激惹）和精神运动性激越（迟滞）两个维度融合起来，重新划分成两个维度，分别是以抑郁心境和精神迟滞组合起来的新维度以及易激惹和精神运动性激越组合起来的新维度；其他维度基本符合单因子结构，而且模型拟合指数均在可以接受的范围。对抑郁障碍高危人群特质筛查量表的各个维度进行探索性因子分析提示，从各项目中分出一类描述人们受挫力差、脆弱的题目，如"很多时候我感到挫败并想放弃"，其他 5 个维度基本符合单因子结构，而且模型拟合指数均在可以接受的范围。最终形成抑郁障碍高危人群筛查量表，包含 8 个维度共 40 道题的状态筛查分量表和 6 个维度共 62 道题的特质筛查分量表。

四、抑郁障碍高危人群筛查量表信效度检验

（一）研究对象

采取整群抽样法，在昆明某校，使用"抑郁障碍高危人群筛查量表"（其中状态分量表 45 题，特质分量表 69 题）进行施测。共发放量表 1530 份，回收率 100%，其中有效量表 1516 份，有效率达 99.08%。其中男性 1184 人，女性 332 人，均具有高中以上文化水平；被试者年龄集中在 18~34 岁之间（见表 3-19）。

表 3-19　被试人口学资料

分类	类别	n	百分比/%
性别	男	1184	78.10
	女	332	21.90
年龄	18~19 岁	347	22.89
	20~21 岁	306	20.18
	22~23 岁	344	22.69
	24~25 岁	215	14.18
	26~27 岁	115	7.59
	28~29 岁	72	4.75
	30~31 岁	68	4.49
	32~33 岁	37	2.44
	33~34 岁	12	0.79
合计		1516	100.00

（二）统计方法

使用 Excel 表对数据进行录入管理，用 Mplus 7 对各维度进行探索性因子分析和验证性因子分析，验证量表的结构效度，然后通过 SPSS 21 对抑郁障碍高危人群筛查量表的"状态""特质"两个分量表进行信度检验，最后再对编制的抑郁障碍高危人群筛查量表进行语言效度的分析。

缺失值检验：经过项目筛减的"抑郁障碍高危人群状态筛查量表"共 45 道题，"抑郁障碍高危人群特质筛查量表"共 69 道题，在作答量表中，每个量表中连续缺失 5 道题，或者间断缺失 9 道题，则量表视为无效；单个维度有 3 个以上

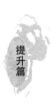
提升篇

项目没有作答则为无效作答。

雷同性检验：连续 15 个以上作答相同的量表或者作答呈规律性的，视为无效。

（三）研究结果与讨论

1. 信度检验

本研究对《抑郁障碍高危人群筛查量表》进行了内部一致性、分半信度和重测信度的检验。

采用 Cronbach's alpha 系数和 Guttman 分半信度进行信度分析。从表 3-20 可以看出，抑郁障碍高危人群状态筛查量表的 Cronbach's alpha 系数为 0.95，分半信度为 0.93；抑郁障碍高危人群特质筛查量表的 Cronbach's alpha 系数为 0.96，分半信度为 0.96，说明量表具有良好的信度。一个月后，对被试人群进行重复测量，由于休假、出差等人员不在位，共发放量表 1511 份，回收率 100.00%，其中有效量表 1511 份，有效率 100.00%。抑郁障碍高危人群状态筛查量表的重测信度为 0.90，抑郁障碍高危人群特质筛查量表的重测信度为 0.92。

表 3-20　抑郁障碍高危人群筛查量表的信度系数

量表	Cronbach（α）	分半信度	重测信度
抑郁障碍高危人群状态筛查量表	0.95	0.93	0.90
抑郁障碍高危人群特质筛查量表	0.96	0.96	0.92

2. 内容效度检验

从量表编制的过程中可以看出，抑郁障碍高危人群筛查量表以 DSM-V 的状态诊断标准和已确立的气质性风险因素为指导形成理论构想，结合临床经典抑郁障碍诊断量表、人格量表和临床精神科医生的经验总结初选项目，征求多方意见，以理论指导反复论证并结合数据验证的方法形成量表。量表项目的编制过程严谨，并充分考虑调查对象的特殊性，对项目进行了调整，数据结构合理，各方面程序都遵循了心理测量学的规范要求，内容效度为保证测量的质量奠定了基础。

3. 结构效度检验

采用探索性结构方程模型（Exploratory Stuctural Equation Modeling, ESEM），对抑郁障碍高危人群筛查状态量表进行验证性因子分析，编程计算见附录 3，拟合结果见表 3-21。CFI 和 TLI 的值均在 0.95 以上，RMSEA 的估计值小于 0.05，90% 的置信区间都在精确拟合的范围内，虽然 SRMR 的估计值大于标准值 0.10，但其他拟合指数都十分理想，如果其他拟合指数良好，而

SRMR 的值很大时，也可以不必太在意 SRMR 的数值，故可以认为模型拟合较好，各项目可靠性在可接受范围内。

表 3-21　抑郁障碍高危人群状态筛查量表 ESEM 模型拟合结果

Model	χ^2（卡方）	Df	TLI	CFI	SRMR	RMSEA（90% CI）
ESEM	629.66*	488.00	0.98	0.99	0.59	0.02（0.02　0.03）

注：* $p<0.05$。

对抑郁障碍高危人群特质筛查量表进行验证性因子分析，编程计算见附录 4，拟合结果见表 3-22。CFI 和 TLI 的值均在 0.95 以上，RMSEA 的估计值小于 0.05，90% 的置信区间都在精确拟合的范围内，SRMR 的估计值小于标准值 0.08，模型拟合良好，各项目可靠性均在可接受范围内。

表 3-22　抑郁障碍高危人群特质筛查量表 ESEM 模型拟合结果

Model	χ^2（卡方）	Df	TLI	CFI	SRMR	RMSEA（90% CI）
ESEM	1835.50*	1534.00	0.98	0.99	0.05	0.02（0.02　0.02）

注：* $p<0.05$。

各维度之间的相关系数是判断该量表的结构效度的重要指标。Tuker 认为，量表各维度间的相关系数在 0.10~0.60 之间，说明其结构良好。从表 3-23 和表 3-24 可以看出，抑郁障碍高危人群状态筛查量表和特质筛查量表各维度相关系数均在 0.11~0.76 之间，绝大多数维度之间相关显著，说明量表具有良好的结构效度。

表 3-23　抑郁障碍高危人群状态筛查量表各维度相关系数矩阵（r）

指标	抑郁心境	注意力问题	兴趣减退	无价值感	疲劳感	睡眠问题	食欲问题	易激惹
抑郁心境	1.00							
注意力问题	0.76*	1.00						
兴趣减退	0.65*	0.21*	1.00					
无价值感	0.43*	0.46*	0.28*	1.00				
疲劳感	0.31*	0.24*	0.12*	0.16*	1.00			
睡眠问题	0.30*	0.36*	0.15*	0.26*	0.12*	1.00		
食欲问题	0.25*	0.11	0.14*	0.11	0.13*	0.19*	1.00	
易激惹	0.16*	0.12*	0.18*	0.11	0.13*	0.15*	0.14*	1.00

注：* $p<0.05$。

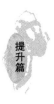

识别抑郁，为心灵撑伞

表 3－24　抑郁障碍高危人群特质筛查量表各维度相关系数矩阵（r）

症状	悲观消极	敏感退让	自责自罪	缺乏自信	情绪不稳	心态脆弱
悲观消极	1.00					
敏感退让	0.76*	1.00				
自责自罪	0.17*	0.21*	1.00			
缺乏自信	0.43*	0.46*	0.13*	1.00		
情绪不稳	0.11	0.12*	0.12*	0.16*	1.00	
心态脆弱	0.30*	0.36*	0.15*	0.26*	0.12*	1.00

注：* $p < 0.05$。

4. 预测效度检验

为了进一步考察抑郁障碍高危人群筛查量表的预测效度，本研究对筛查出来的抑郁障碍高危人群，通过追踪研究评估该量表的预测性。考虑到更多的研究是将一般抑郁情绪水平这个连续变量作为抑郁的指标来分析，本研究拟考察抑郁障碍高危人群筛查量表对抑郁水平的预测情况。

1）研究对象

本研究采取整群抽样法，选取某高校 2018 级来自全国 24 个省份的本科生和研究生新入学学员作为被试者，共发放量表 798 份，量表回收率为 100％。回收后对连续缺失 5 道题，或者间断缺失 9 道题，以及连续 15 个以上作答相同的量表进行了剔除，剩余 795 份有效量表，有效率约 99.6％。

被试者为 798 名学员，有效被试者 795 名，其中男学员 759 人，女学员 36 人，均具有高中以上文化水平；青年学员 525 人，战士学员 270 人；城镇学员 332 人，农村学员 463 人；汉族学员 745 人，少数民族学员 50 名。年龄最大者 25 岁，年龄最小者 18 岁，总体来看被试群体存在较好的异质性（见表 3－25）。

表 3－25　被试人口学资料

分类	类别	n	百分比/％
性别	男学员	759	95.47
	女学员	36	4.53
生源	青年学员	525	66.04
	战士学员	270	33.96
生源地	城镇学员	332	41.76
	农村学员	463	58.24

分类	类别	n	百分比/%
民族	汉族学员	745	93.71
	少数民族学员	50	6.29
年龄	18～19 岁	418	52.57
	19～20 岁	103	12.96
	20～21 岁	97	12.20
	21～22 岁	37	4.65
	22～23 岁	58	7.29
	23～24 岁	34	4.28
	24～25 岁	48	6.05
合计		795	100.00

2）研究程序

入学前，全体学员均参加了"高校招收学员职业适应性测验"，测验表格入档可查，均为合格。入学第三天组织全体学员填写纸质版"抑郁障碍高危人群筛查量表"以筛查抑郁障碍高危人群。在填写量表前，所有被试者均阅读了知情同意书，并承诺如实作答。新生军训结束后，所有学员参加高校大学生心理复检，依然选用"高校招收学员职业适应性测验"，结合院校招收学员职业适应性测验中抑郁障碍筛查指标（DEP）和访谈、追踪查看"抑郁障碍高危人群"在此期间抑郁障碍水平发展情况是否满足"大学生心理检测"检出标准。

3）研究工具

选用"高校抑郁障碍高危人群筛查量表"进行人员初步筛选，选用"高校招收学员职业适应性测验"系统对筛选人员进行追踪测评。

"抑郁障碍高危人群筛查量表"包含两个分量表，其中状态量表要求被试者根据近两周情况作答，特质量表要求被试者根据自己一贯的行为方式作答，两个量表均采用2级评分。因为量表形成初期没有常模参照，我们暂定划界分数为高于量表得分平均数两个标准差。

"高校招收学员职业适应性测验"是报考该院校的考生必须进行的人格和职业适应性检测。该测验包含报考动机测验、健康人格测验和职业人格测验，其中健康人格测验中包含抑郁、癔症、精神病态、轻躁狂、偏执、精神分裂6项评价指标。当任一项分数大于等于70分，且7项健康人格结构访谈中任一项评分为2分或累计大于等于2分，视为不合格。其中抑郁这项指标，高分反映考生有忧郁、淡漠、悲观、思维与行动缓慢等状态，分数过高则有自杀倾向、抑郁性神经

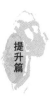
提升篇

085

症或抑郁障碍。

4）研究结果

用"抑郁障碍高危人群筛查量表"对 798 名学员进行筛查，量表回收率 100%，回收后对连续缺失 5 道题，或者间断缺失 9 道题，以及连续 15 个以上作答相同的量表进行了剔除，剩余 795 份有效量表，有效率 99.6%。按照抑郁障碍高危人群及各分量表检出标准。筛查情况见表 3-26。

表 3-26 检出人员类别、个数及标准

检出类别	n	百分比/%	检出标准
有状态无特质	1	0.13	高于量表平均分两个标准差
无状态有特质	151	18.99	高于量表平均分两个标准差
有状态有特质	39	4.91	状态和特质同时符合检出标准
合计	191	24.03	

3 个月后，用"高校招收学员职业适应性测验"对新生进行心理复检，并邀请一名心理学教授、两名心理学博士教员进行访谈，结果机检不合格的有 188 人，其中包含 DEP（>70）被检出的 134 人，通过访谈有 25 人需格外关注。

对照抑郁障碍高危人群筛查的结果：①单纯存在阈下状态的 1 人经复查合格；②单纯存在易感特质的 151 人，复查不合格的人数为 78 人，经进一步访谈有 11 人抑郁状态明显，建议格外关注，剩余合格的 73 人中，有 23 名说谎分和防御分较高；③既存在阈下状态又存在易感特质的 39 人，复查全部不合格，经进一步访谈有 13 人抑郁状态显著，建议格外关注，建议其中 4 人去医院进行专业鉴定；④在既无阈下状态又无易感特质的 604 人中，复查有 17 人不合格。筛查情况见表 3-27。

表 3-27 2018 级新学员追踪随访预测符合率

抑郁障碍高危检出类别	检出人数（n）	追踪评价结果（n）		预测符合率（%）	预测淘汰（%）
		合格	不合格		
有状态无特质（阈下状态）	1	1	0	—	—
无状态有特质（易感特质）	151	73	78	48.34	51.66
有状态有特质（不合格）	39	0	39	100.00	0.00
既无状态又无特质（合格）	604	587	17	97.19	2.81

既存在阈下抑郁状态又存在抑郁易感特质的群体，3 个月后机检不合格率为 100%，访谈不合格率为 33.33%；单纯存在抑郁易感特质的，3 个月后机检不合

格率为 51.66%，访谈不合格率为 7.28%；既无阈下状态又无易感特质的，3 个月后不合格率为 3.24%。

5. 讨论

抑郁障碍高危人群状态筛查量表的 Cronbach's alpha 系数为 0.956，分半信度为 0.930，重测信度为 0.902；抑郁障碍高危人群特质筛查量表的 Cronbach's alpha 系数为 0.962，分半信度为 0.960，重测信度为 0.922，说明抑郁障碍高危人群筛查量表具有较好的同质性，量表的信度达到了心理测量学水平。

采用探索性结构方程模型对抑郁障碍高危人群筛查量表进行验证性因子分析，状态和特质两个分量表的 CFI 和 TLI 的值均在 0.95 以上。RMSEA 的估计值小于 0.05，90% 的置信区间都在精确拟合的范围内，且两个分量表各维度相关系数都在 0.10~0.76 之间，说明该量表结构明晰，结构效度较好。

对抑郁障碍高危人群筛查量表进行预测效度分析。用抑郁障碍高危人群筛查量表筛查出的 39 人在此后的心理复查机检中，DEP 分量表得分不合格率为 100%，访谈不合格率为 33.33%；单纯用抑郁特质进行筛查，在此次追踪研究中预测率为 51.76%，比用"状态＋特质"结合筛查的预测比率低了几乎一半。这证明了用"状态＋特质"共同对抑郁障碍高危人群进行筛查，其预测率高于单纯用"特质"的预测效度。单纯具有阈下状态的个体，由于在本次实验中数据量太少，只有 1 例，其预测率不具备代表性。在即无阈下状态又无易感特质的群体中，不合格率仍有 3.2%。通过访谈得知，该群体受现实事件的刺激，认为校园生活离想象的生活差距太大，无法适应，想退学但迫于家长的压力不能退学，因此产生较强的抑郁情绪。从 3 个月的追踪结果来看，本量表对于抑郁障碍的发展具有较好的预测效度。本研究的预测结果与 3 个月新生强化训练紧张严苛的环境氛围分不开，所处环境越严苛，对高危个体的催化就越明显，若环境相对宽松，预测率会相应有所变动。

本研究较以往相关研究具有一定的前瞻性。以往的相关研究中，倾向于选定抑郁障碍患者或抑郁障碍康复者作为高易感人群，通过对这些人群的各种行为表现、人格特质进行回顾性研究，以期望从中寻找可能的预警指标。但是这样的选择标准很难排除抑郁障碍的"疤痕"影响，同时这样的人群特征会不会带来预警指标的迟滞，是一个值得探讨的问题。Coyne 和 Whiffen 在 1995 年就强调，对于各类基于临床患者而形成的易感测量工具来说，应该从正常人的数据来考察和验证。本研究以 DSM-V 中抑郁障碍发作的状态标准和已确立的影响抑郁障碍发作的气质性风险因素为指导，采用自上而下、理论指导实践的方法，拟定框架，编制量表，并运用追踪研究的方式，验证了量表具有较好的预测性，为后续的研究奠定了良好的基础。

通过对两个分量表的分析，验证了本研究编制的"抑郁障碍高危人群筛查量

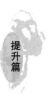
提升篇

表"具有良好的信度和效度。最终确定抑郁障碍高危人群筛查量表包含"抑郁障碍高危人群状态筛查量表（HRD-S）"和"抑郁障碍高危人群特质筛查量表（HRD-T）"。其中，HRD-S 可以归纳为抑郁心境、易激惹、兴趣减退、无价值感、注意力问题、睡眠问题、食欲问题、疲劳感共 8 个维度 40 道题；HRD-T 可以归纳为悲观消极、敏感退让、自责自罪、缺乏自信、情绪不稳、心态脆弱 6 个维度 62 道题，为进一步研究抑郁障碍高危人群提供了有效测量工具。

【思考题】

1. 抑郁障碍高危人群的理论基础是什么？拟定量表架构的依据是什么？

2. 抑郁障碍高危人群筛查量表项目分析的目的是什么？

3. 抑郁障碍高危人群筛查量表结构分析后的架构与最先拟定的量表架构是否一致，为什么？

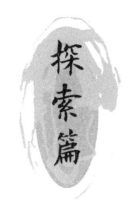

探索篇

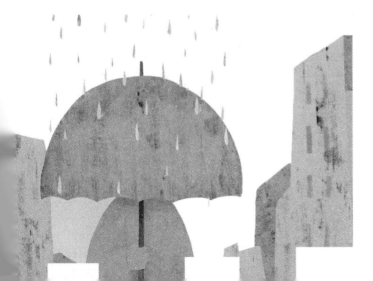

因量表本身存在社会赞许性等"反应偏差"的缺陷，在人员筛查时容易导致准确性不高，尤其是在军校考学、选拔晋升等大环境下，测试者受入伍动机、社会赞许性等影响，往往隐藏更深。如何在心理检测环节弥补自陈式量表存在的不足，提高自陈式量表筛查的准确性，是未来一个时期心理学界探索的重点。

随着认知神经科学技术在精神障碍筛查领域的发展，国际心理测量界已经开始尝试结合认知神经科学来弥补自陈式量表中的不足。理论篇对心理测量的新技术进行了介绍，本章内容作为知识链接的实践探索，以抑郁障碍高危人群筛查量表为例，结合认知神经的眼动技术，进行心理筛查的探索，即在抑郁障碍高危人群自陈式量表测评的同时开展眼动的认知神经记录，并将作答量表的过程与眼动指标有机融合，探索心理测量作答中意识活动的特点及规律，以突破现有心理检测"反应偏差"的瓶颈。

近两年来，在科技创新大赛中逐渐出现心理测评相关的量表编制和软件开发，因此本章结合探索实验进行阐述，呈现量表与认知神经相结合的领域。

第一章 抑郁障碍高危人群和正常人群量表测验的眼动特征

眼动作为一项成熟的认知神经检测技术，已经成为神经科学和心理学研究的重要工具。自 20 世纪 70 年代开始，眼动跟踪技术逐渐应用于心理认知过程中的辅助测量，研究者发现视觉刺激和注意机制之间有着密切的关系，并可以通过眼动数据来理解被试者的心理负荷和认知状态。

目前，研究者在结合自陈式量表的眼动数据研究方面取得了一些阶段性的成果，有研究发现，在精神障碍人群和正常人群的量表作答过程中，精神障碍患者的平均注视点个数、平均注视点时间以及眼跳个数在题干、选项"是"、选项"否"这三个兴趣区均高于正常人群；精神分裂症高危人群（一级亲属）与正常人群相比，在"题干"兴趣区上，注视点个数及总注视时长高于正常组，单位眼跳幅度的注视点个数低于正常组等；在量表作答过程中，反社会人格障碍组较正常人在作答时呈现较多的注视点和较长的平均时长等。这些研究结果为我们进一步研究精神障碍患者或其高危人群在量表作答过程中的眼动特征及人群预测提供了理论基础，眼动可以作为区分不同人群的可观测指标。

因此，探讨正常人群和抑郁障碍高危人群在作答量表时的眼动特征，并将眼动特征与量表结果相结合，对二者的关系进行探讨，为筛查抑郁障碍高危人群增加眼动指标的数据支撑并提供理论基础是非常必要的。

用该策略筛查抑郁障碍高危人群有三个关键点需要把握：一是探索抑郁障碍高危人群的症状和人格特点，使用有效的抑郁障碍高危人群筛查量表；二是探索抑郁障碍高危人群作答量表时的眼动指标特征，以探讨用眼动指标识别抑郁障碍高危人群的可能性；三是用机器学习的方法探索基于问卷不同认知阶段结合眼动特征对抑郁障碍高危人群的识别模式。

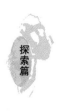

探索篇

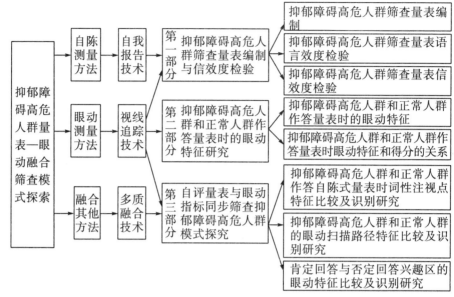

图 1-1　基于"问卷—眼动"融合技术筛查抑郁障碍技术路线图

在接下来的探索篇，将围绕基于"问卷-眼动"融合技术的抑郁障碍高危人群筛查展开，分三条技术路线为大家讲解：一是采用自陈式量表测量方法，进行量表编制和信效度检验；二是加入眼动测量方法，采用视线追踪技术探索抑郁障碍高危人群在作答量表时眼动与答题认知过程的关系，提取特异性眼动特征；三是运用机器学习的方法，结合基于问卷不同认知阶段（词性、扫描路径）的眼动特征和作答，探索精确筛查抑郁障碍高危人群的方法。

下面通过"量表编制＋量表与作答眼动关系分析＋机器学习分类"详细呈现抑郁障碍高危人群心理筛查的理论依据和实践方法。

一、研究方法

（一）研究对象

采用方便抽样的方法，用抑郁障碍高危人群筛查量表和抑郁自评量表对某高校大一新生（798 名）进行普测，选取达到抑郁障碍高危人群筛查标准（高于量表得分平均数两个标准差以上），但抑郁自评量表（SDS）评分未达到抑郁标准的 39 人进行专家评定，最终确定其中 37 人组成抑郁障碍高危组，均为男生，剔除眼动采集实验中注视点采集低于 75％的 4 人，高危组实际人数为 33 人。选择未达到抑郁障碍高危人群筛查标准的 37 人为正常组，均为男生，剔除眼动采集实验中注视点采集低于 75％的 1 人，正常组实际人数为 36 人。

被试者年龄在 18~25 岁之间，且经过筛选，视力均符合眼动仪要求，无服用精神药物史，也无酒精和药物滥用史。所有被试者已签署知情同意书。

（二）研究工具

1. 实验平台

本研究采用 Tobii Pro X30-120 眼动仪。该眼动仪是 Tobii 公司最新研发的一款屏幕式眼动仪。该眼动仪采样频率为 120Hz，即每 8.3 秒采集一次视线坐标。根据说明书标注，当采用 Tobii I-VT 注视点算法时，眼跳的计算方法为像素距离/采样间隔>30°/s，即两个采样点之间的速度大于阈值 30°/s；注视的定义为眼动速度小于 30°/s。实验程序编写与刺激呈现均采用 Tobii pro 软件，该软件特点是可以直接生成所需的眼动指标。

2. 实验材料

本实验选用的实验材料为"抑郁障碍高危人群筛查量表"中的特质分量表，该量表共计 62 题，分为悲观消极、敏感退让、自责自罪、缺乏自信、情绪不稳以及心态脆弱等 6 个维度，题目均为双向选择题，完成全部题目需要 10 分钟左右。

3. 统计工具

用 Microsoft Excel 2017 管理从 Tobii Pro 导出的眼动数据、用 Matlab 对抑郁障碍高危人群和正常人群的眼动特征进行差异性检验。

（三）研究步骤

1. 实验流程

通过抑郁障碍高危人群筛查量表和专家评定确定高危组和正常组；为了防止练习效应，时隔 1 个月后，在电脑端用 Tobii Pro 软件逐题呈现抑郁障碍高危人群特质筛查量表题目，让被试者按键作答；在读题作答的过程中用眼动仪记录被试者的眼动数据（包括注视时间、注视次数等）。将两类人群的眼动数据分兴趣区逐题导出，然后分析两类人在不同兴趣区上的眼动差异。

2. 数据采集流程

将抑郁障碍高危人群特质筛查量表的所有题目统一制作成图片格式后，进行程序编写与刺激呈现（见图 1-2）。为了保证研究过程中眼动测量的准确性，在实验前调整受试者与屏幕之间的相对位置，使受试者在实验中与监视器保持 65cm 的距离。用托架将身体固定好，并保持头部不动，使两个瞳孔位于屏幕的中央。然后在电脑屏幕前执行眼动仪的 9 点校准程序，在校准时，要求被试者的

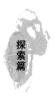

探索篇

视线追随屏幕上的红点，校准成功后进入正式实验。正式实验开始后，屏幕中间会呈现"+"，500ms后"+"消失，开始呈现测试材料，被试者根据测验题目内容进行"是""否"按键选择，然后自动跳入下一题，每次刺激之前均会呈现"+"，确保被试者视线回归屏幕中央，依次进行，直到测验结束。测试材料由特质量表中62道题目构成，眼动议会记录被试者在阅读和回答每一道题时的眼动数据（见图1-3）。

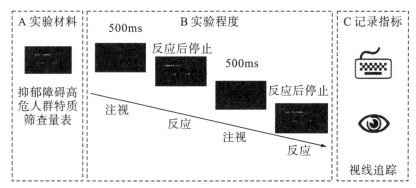

图1-2 抑郁障碍高危人群特质筛查量表结合眼动研究的流程

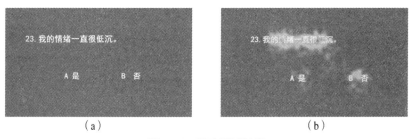

图1-3 眼动测试材料

3. 数据分析流程

本实验的分组变量为高危组和正常组。在数据分析过程中，我们先划定"题干"、选项"是"、选项"否"3个兴趣区（见图1-4），只要是落在这3个区域的眼动指标，我们把它叫作有关眼动数据，落在其他区域的眼动指标，我们称之为无关眼动数据。然后分兴趣区导出17种眼动指标（见表1-1），清除无关眼动数据，填充缺失值，分别提取抑郁障碍高危组和正常组每个人3个兴趣区眼动数据，最后对两组人在不同兴趣区的所有眼动指标进行独立样本 t 检验，提取被试者的眼动特征差异。

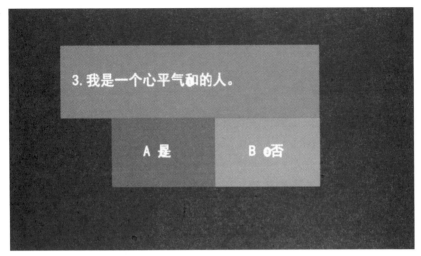

图1-4　兴趣区划分示意图

表1-1　17种眼动指标

注视时长	眼跳	扫视	访问
总注视时长	AOI上的眼跳个数	扫视总时长	总访问时长
平均注视时长	开始眼跳峰值速度	平均扫视时长	平均访问时长
注视点个数	结束眼跳峰值速度	最大扫视时长	访问次数
总注视点时长		最小扫视时长	
平均注视时长		扫视次数	
首次注视时长			

　　阅读过程中的基本眼动行为可以分为注视（Fixation）和眼跳（Saccade）两类。当人们阅读时，信息主要是在注视中获得的。注视时长是注视点处的视线持续时间，反映了被试者对刺激材料的加工程度。具体指标包括总注视时长、平均注视时长等。眼跳是注视点和注视点之间眼睛和视线的快速移动，虽然眼跳期间视觉被抑制，但是认知加工仍在进行。其余的眼动指标均可以通过这两个眼动指标计算得出。Visit是对某兴趣区的访问，总访问时长（Duration of Visit）是对被试者每次访问一个兴趣区持续时间的统计。扫视（Glance）是指注视点快速地从一个目标转移至另一个目标或注视方位突然改变，扫视总时长（Duration of Glance）反映被试者阅读材料时的加工难度，扫视次数（Number of Glance）反映被试者的加工效率。

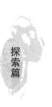
探索篇

二、研究结果

（一）眼动特征分析

通过上述流程，每一位被试者均导出 3162（17 个眼动指标×3 个兴趣区×62 道题）维眼动特征（见图 1—5）。用 Matlab 对高危组和正常组的 3162 维眼动特征进行差异性检验，首先对两组人群每个眼动指标的数据进行正态性检验，不服从正态分布的对其进行非参数检验，服从正态分布的进一步进行方差齐性检验，符合方差齐性的，对其进行独立样本 t 检验，不符合方差齐性的，矫正后再进行独立样本 t 检验，共提取有显著差异的眼动指标 153 个（$p<0.05$）。编程计算见附录 5。

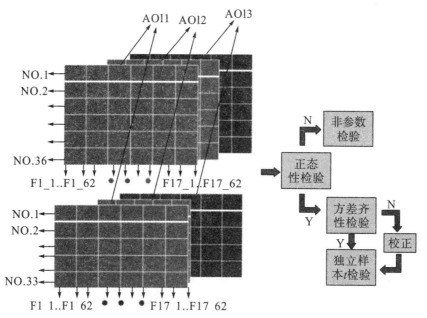

图 1—5 3162 维眼动特征导出示意图

图 1—6 展示的是高危组和正常组有显著差异的 153 个眼动指标数值，横坐标为具有显著差异眼动指标的编号，纵坐标为具有显著差异眼动指标的取值。

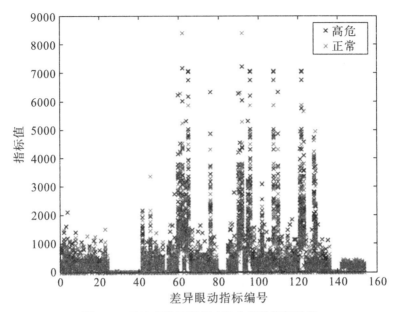

图1-6　高危组和正常组153个眼动指标差异

（二）差异眼动指标的分布

AOI1是"题干"兴趣区，AOI2是选项"是"兴趣区，AOI3是选项"否"兴趣区。高危组和正常组在这3个兴趣区都存在眼动差异：62道题中，"题干"兴趣区共存在44个指标差异，选项"是"兴趣区存在56个指标差异，选项"否"兴趣区存在53个指标差异，3个兴趣区上有显著差异的眼动指标比例分布见图1-7。

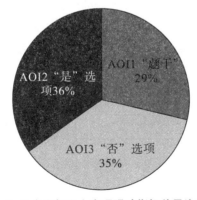

图1-7　3个兴趣区上出现眼动指标差异比例分布

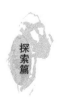

（三）存在差异的眼动指标

1. 存在差异的眼动指标次数

在 17 个眼动指标中，除眼跳个数指标外，其余 16 个眼动指标在两组人群之间均有显著性差异，如图 1-8 所示。图中，横坐标表示两类人群在做 62 道题的过程中出现显著差异的眼动指标，纵坐标表示该指标在 62 道题中出现显著性差异的次数。从图中可以看出，注视点个数、平均注视时长这两个指标出现显著性差异次数最多。故下一步将针对这两个指标对两类人群进行详细分析。

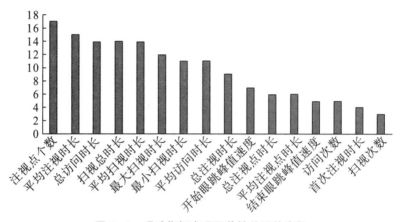

图 1-8　眼动指标出现显著性差异的次数

2. 两类人群注视点个数的比较

1）两类人群注视点个数在 3 个兴趣区上的比较

在 AOI1（"题干"兴趣区）上，抑郁障碍高危组的注视点个数显著多于正常组，见表 1-2。

表 1-2　抑郁障碍高危组和正常组在 AOI1 上注视点个数对比（n）

分组	n	注视点个数	t	p
高危组	33	6.95±3.94	11.17	<0.01
正常组	36	5.70±3.73		

在 AOI2（"是"兴趣区）上，抑郁障碍高危组的注视点个数显著多于正常组，见表 1-3。

表 1-3 抑郁障碍高危组和正常组在 AOI2 上注视点个数对比（*n*）

分组	*n*	注视点个数	*t*	*p*
高危组	33	0.87±1.17	4.46	<0.01
正常组	36	0.72±1.06		

在 AOI3（"否"兴趣区）上，抑郁障碍高危组的注视点个数则显著少于正常组，见表 1-4。

表 1-4 抑郁障碍高危组和正常组在 AOI3 上注视点个数对比（*n*）

分组	*n*	注视点个数	t	*p*
高危组	33	0.63±0.93	−4.19	<0.01
正常组	36	0.74±0.85		

2）反向计分题目上两类人群注视点个数在 3 个兴趣区上的比较

在反向计分题目的 AOI1（"题干"兴趣区）上，抑郁障碍高危组的注视点个数显著多于正常组，见表 1-5。

表 1-5 抑郁障碍高危组和正常组在 AOI1 上注视点个数对比（*n*）

分组	*n*	注视点个数	*t*	*p*
高危组	33	7.05±4.05	6.03	<0.01
正常组	36	5.64±3.52		

在反向计分题目的 AOI2（"是"兴趣区）上，两组人群的注视点个数无显著性差异，见表 1-6。

表 1-6 抑郁障碍高危组和正常组在 AOI2 上注视点个数对比（*n*）

分组	*n*	注视点个数	*t*	*p*
高危组	33	0.98±1.35	0.56	>0.05
正常组	36	0.94±1.13		

在反向计分题目的 AOI3（"否"兴趣区）上，两组人群的注视点个数无显著性差异，见表 1-7。

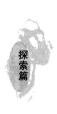
探索篇

表1-7　抑郁障碍高危组和正常组在AOI3上注视点个数对比（*n*）

分组	*n*	注视点个数	*t*	*p*
高危组	33	0.69±1.04	1.65	>0.05
正常组	36	0.60±0.86		

3）正向计分题目上两类人群注视点个数在3个兴趣区上的比较

在正向计分题目的AOI1（"题干"兴趣区）上，抑郁障碍高危组的注视点个数显著多于正常组，见表1-8。

表1-8　抑郁障碍高危组和正常组在AOI1上注视点个数对比（*n*）

分组	*n*	注视点个数	*t*	*p*
高危组	33	6.91±3.90	9.41	<0.01
正常组	36	5.72±3.32		

在正向计分题目的AOI2（"是"兴趣区）上，抑郁障碍高危组的注视点个数显著多于正常组，见表1-9。

表1-9　抑郁障碍高危组和正常组在AOI2上注视点个数对比（*n*）

分组	*n*	注视点个数	*t*	*p*
高危组	33	0.83±1.10	5.02	<0.01
正常组	36	0.64±1.03		

在正向计分题目的AOI3（"否"兴趣区）上，抑郁障碍高危组注视点个数显著少于正常组，见表1-10。

表1-10　抑郁障碍高危组和正常组在AOI3上注视点个数对比（*n*）

分组	*n*	注视点个数	*t*	*p*
高危组	33	0.68±0.93	-3.52	<0.01
正常组	36	0.79±0.84		

3. 两类人群平均注视时长的比较

1）两类人群平均注视时长在3个兴趣区上的比较

在AOI1（"题干"兴趣区）上，抑郁障碍高危组的平均注视时长显著短于正常组，见表1-11。

表 1—11　抑郁障碍高危组和正常组在 AOI1 上平均注视时长对比（ms）

分组	n	平均注视时长	t	p
高危组	33	332.82±170.64	−8.51	<0.01
正常组	36	386.30±232.73		

在 AOI2（"是"兴趣区）上，抑郁障碍高危组的平均注视时长显著长于正常组，见表 1—12。

表 1—12　抑郁障碍高危组和正常组在 AOI2 上平均注视时长对比（ms）

分组	n	平均注视时长	t	p
高危组	33	127.42±166.70	6.03	<0.01
正常组	36	98.32±148.99		

在 AOI3（"否"兴趣区）上，抑郁障碍高危组的平均注视时长显著短于正常组，见表 1—13。

表 1—13　抑郁障碍高危组和正常组在 AOI3 上平均注视时长对比（ms）

分组	n	平均注视时长	t	p
高危组	33	110.31±165.84	−4.39	<0.01
正常组	36	132.64±166.14		

2）反向计分题目上两类人群平均注视时长在 3 个兴趣区上的比较

在反向计分题目的 AOI1（"题干"兴趣区）上，抑郁障碍高危组的平均注视时长显著短于正常组，见表 1—14。

表 1—14　抑郁障碍高危组和正常组在 AOI1 上平均注视时长对比（ms）

分组	n	平均注视时长	t	p
高危组	33	345.59±193.92	−2.89	<0.01
正常组	36	381.75±207.09		

在反向计分题目的 AOI2（"是"兴趣区）上，抑郁障碍高危组的平均注视时长与正常组无显著性差异，见表 1—15。

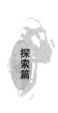
探索篇

表 1-15　抑郁障碍高危组和正常组在 AOI2 上平均注视时长对比（ms）

分组	n	平均注视时长	t	p
高危组	33	139.69±172.79	0.49	>0.05
正常组	36	134.58±166.01		

在反向计分题目的 AOI3（"否"兴趣区）上，抑郁障碍高危组的平均注视时长与正常组无显著性差异，见表 2-16。

表 1-16　抑郁障碍高危组和正常组在 AOI3 上平均注视时长对比（ms）

分组	n	平均注视时长	t	p
高危组	33	120.79±158.52	0.96	>0.05
正常组	36	111.01±169.47		

3）正向计分题目上两类人群平均注视时长在三个兴趣区上的比较

在正向计分题目的 AOI1（"题干"兴趣区）上，抑郁障碍高危组的平均注视时长显著短于正常组，见表 1-17。

表 1-17　抑郁障碍高危组和正常组在 AOI1 上平均注视时长对比（ms）

分组	n	平均注视时长	t	p
高危组	33	328.80±162.50	-7.93	<0.01
正常组	36	386.56±240.99		

在正向计分题目的 AOI2（"是"兴趣区）上，抑郁障碍高危组的平均注视时长显著长于正常组，见表 1-18。

表 1-18　抑郁障碍高危组和正常组在 AOI2 上平均注视时长对比（ms）

分组	n	平均注视时长	t	p
高危组	33	123.50±164.58	6.84	<0.01
正常组	36	86.75±141.23		

在正向计分题目的 AOI3（"否"兴趣区）上，抑郁障碍高危组的平均注视时长显著短于正常组，见表 1-19。

表 1-19　抑郁障碍高危组和正常组在 AOI3 上平均注视时长对比（ms）

分组	n	平均注视时长	t	p
高危组	33	106.12±168.07	−5.58	<0.01
正常组	36	138.79±165.09		

三、讨论

以往研究多通过对比两类人群在整体量表上或某一维度的眼动指标，来探讨两类人群的眼动差异，这种研究方式可以从宏观上帮助我们分析两类人群的眼动特点，如两类人群平均注视点个数、平均注视时长的总体差异，从而探讨两类人群总体上的认知模式特点。但是量表题目有长有短，有难有易，细节信息也各不相同，从出题者的角度平均一次，再从被试者的角度平均一次，无疑会丧失很多细节信息。本实验用 Matlab 实现每道题目、每个兴趣区对两类人群眼动指标的对比，对抑郁障碍高危人群和正常人群的 3162 个指标进行了差异性检验，目的是分析各眼动指标出现差异的次数，一方面找到区别两类人群敏感性较好的眼动指标，另一方面探讨两类人群是否在不同兴趣区上呈现出眼动差异，以及哪个区域两类人群呈现出更大的眼动差异。

从"项目反应过程模型"的角度来看，AOI1"题干区"对应刺激编码、刺激理解的过程，AOI2、AOI3"选项区"对应自我参照决策和反应选择的过程。从差异性眼动指标的分布可以看出，抑郁障碍高危人群和正常人群无论是在阅读理解的过程中，还是在参照思考做出选择的过程中，即在 AOI1、AOI2、AOI3 这 3 个区域，均具有眼动指标的显著差异。从 3 个兴趣区上出现眼动差异的眼动指标比例来看，AOI2 和 AOI3"选项区"有差异的眼动指标略多于 AOI1"题干区"。这说明，在自我参照和反应选择的过程中，个体耗费了大量认知资源，并可通过眼动指标呈现出来。因为量表选项为迫选方式（非"是"即"否"），所以我们假设人们在熟悉了"是""否"选项的位置后，答题的时候是否只关注题干区域而忽视选项区域。在分析眼动指标时，是否还要考虑选项区域，本实验结果显示，在选项次序不变的情况下，选项上仍然存在较多的眼动差异，即人们的答题模式倾向于人们选什么答案，就趋向于看哪个答案。这为将来类似的研究提供了思路，即在心理筛查特定人群量表结合眼动融合研究中，应该保留对选项区域的数据分析，该过程可以帮助我们获得更多认知过程中的眼动信息。

如何针对不同的研究选取适当而有效的眼动指标是眼动分析法的关键，选择合适的眼动指标要根据研究内容和研究目的而定，在本实验中我们要寻找区分抑郁障碍高危人群和正常人群在作答量表中的敏感性眼动指标。在 3 个兴趣区中，

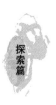
探索篇

我们逐题分析了两类人群的 17 种眼动指标，除眼跳个数这个指标在 3 个兴趣区均无显著性差异以外，其余 16 个指标均具有显著性差异。从 16 个指标显著性差异出现的频数来看，注视点个数和平均注视时长的频数最多，说明这两个指标在区分抑郁障碍高危人群和正常人群的时候最为敏感。

从两类人群的注视点个数和平均注视时长的比较结果来看，在正向计分的项目上，和正常组相比，抑郁障碍高危组在 AOI1、AOI2 上注视点个数更多，AOI1 平均注视时长更短，AOI2 上平均注视时长更长，而在 AOI3 上注视点个数更少，平均注视时长更短；在反向计分的项目上，抑郁障碍高危组在 AOI1 上与正向计分时呈现的眼动特点一致，而在 AOI2、AOI3 上与正常组无显著性差异。Li 等人对 60 名抑郁障碍患者和 60 名健康对照组的眼动特征进行比较，研究发现在注视稳定性任务中，抑郁障碍患者注视点更多，但在自由视图任务中，抑郁障碍患者的平均注视时长则更长，这与我们的研究结果相似。抑郁障碍高危组在阅读题干时，在 AOI1 也呈现出注视点较多的特点，在自行选择的过程中，在 AOI2 上呈现更长的平均注视时长。Li 等人的研究结果表明抑郁障碍患者比正常对照组捕捉的信息更少，他们前叶的相关脑区处理信息的速度比正常对照组更慢，本实验发现，抑郁障碍高危组在 3 个 AOI 均表现为平均注视时长短，提示抑郁障碍高危人群也存在捕捉信息少的特点，所以在题干阅读时呈现注视点个数多但平均注视时长短的特点。

在抑郁障碍高危人群特质筛查量表的全部 62 道题中，只有 15 道题是反向计分，正向计分的题目占大多数，所以理论上来讲，抑郁障碍高危人群倾向于选择 AOI2，正常人倾向于选择 AOI3。我们的结果也显示，在 AOI2 上抑郁障碍高危组注视点更多，而在 AOI3 上正常组的注视点更多，也再次说明人们在作答量表时倾向于选择哪个答案就会对哪个答案进行更多的关注和更多的认知加工。

综上所述，抑郁障碍高危人群与正常人群的眼动指标对比中，注视点个数和平均注视时长这两个指标最为敏感，抑郁障碍高危人群在作答量表时呈现出多次短时间阅读的特点。

第二章 抑郁障碍高危人群和正常人群主观应答与客观眼动指标的关系研究

一、研究方法

（一）研究对象

采用方便抽样的方法，用抑郁障碍高危人群筛查量表和抑郁自评量表对某高校大一新生（798名）进行普测，选取达到抑郁障碍高危筛查标准（高于量表得分平均数两个标准差以上），但抑郁自评量表（SDS）评分未达到抑郁标准的39人进行专家评定，最终确定其中37人组成抑郁障碍高危组，均为男生，剔除眼动采集实验中注视点采集低于75%的4人，高危组实际人数为33人。以未达到抑郁障碍高危人群标准的37人为正常组，均为男生，剔除眼动采集实验中注视点采集低于75%的1人，正常组实际人数为36人。

所有被试者年龄在18~25岁之间，且经过筛选，视力均符合眼动仪要求，无服用精神药物史，也无酒精和药物滥用史。所有被试者已签署知情同意书。

（二）研究工具

本研究采用Tobii Pro X30-120眼动仪。该眼动仪是Tobii公司最新研发的一款屏幕式眼动仪。该眼动仪采样频率为120Hz，即每8.3ms采集一次视线坐标。根据说明书标注，当采用Tobii I-VT注视点算法时，眼跳的计算方法为像素距离/采样间隔>30°/s，即两个采样点之间的速度大于阈值30°/s，注视的定义为眼动速度小于30°/s。实验程序编写与刺激呈现均采用Tobii Pro软件，该软件的特点是可以直接生成所需的眼动指标。

（三）研究步骤

本实验将选取的眼动数据与量表得分相结合，将不同兴趣区的眼动数据与量表总分分别做Pearson相关性分析。

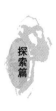

探索篇

105

二、研究结果

（一）注视点个数与量表总得分的关系

对两组人群的量表总得分与注视点个数进行 Pearson 相关性分析，结果发现，抑郁障碍高危组的总得分与 AOI1、AOI2 两个兴趣区上的注视点个数均无显著性相关，而在 AOI3 上总得分与注视点个数显著负相关，见图 2-1，相关系数见表 2-1。

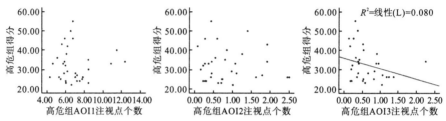

图 2-1　高危组量表得分与各兴趣区注视点个数相关性分析

正常组的总得分虽与 AOI1、AOI3 两个兴趣区上的注视点个数无显著性相关，但在 AOI2 上总得分与注视点个数显著相关，见图 2-2，相关系数见表 2-1。

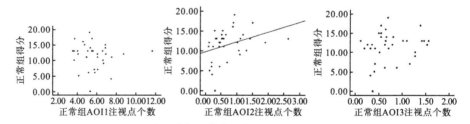

图 2-2　正常量表得分与各兴趣区注视点个数相关性分析

表 2-1　抑郁障碍高危组与正常组各兴趣区注视点个数与量表总得分相关性（r）

分组	AOI1	AOI2	AOI3
高危组	0.02	-0.07	-0.33*
正常组	-0.07	0.35*	0.19

注：* $p < 0.05$。

（二）平均注视时长与量表总得分的关系

对两组人群的量表总得分与平均注视时长进行 Pearson 相关性分析，结果发现，抑郁障碍高危组的总得分与 AOI1、AOI2 两个兴趣区上的平均注视时长无显著性相关，与 AOI3 上的平均注视时长显著负相关，见图 2-3，相关系数见表 2-2。

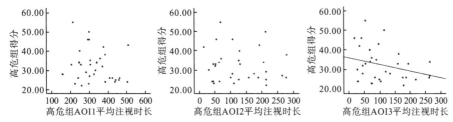

图 2-3　高危组量表得分与各兴趣区平均注视时长相关性分析

而正常组的总得分虽与 AOI1、AOI3 两个兴趣区上的平均注视时长无显著性相关，但在 AOI2 上总得分与平均注视时长显著相关，见图 2-4，相关系数见表 2-2。

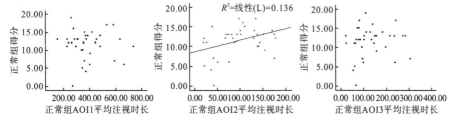

图 2-4　正常组量表得分与各兴趣区平均注视时长相关性分析

表 2-2　抑郁障碍高危组与正常组各兴趣区平均注视时长与量表总得分相关性（r）

分组	AOI1	AOI2	AOI3
高危组	−0.21	−0.09	−0.33*
正常组	−0.39	0.37*	0.11

注：* $p < 0.05$。

三、讨论

根据 Holden 等人的项目响应过程模型（Process Model of Item Responding），被试者作答自陈式量表需要经过"刺激编码—刺激理解—自我参照决策—反应选择"的过程，所以在本实验中，为了尽可能地展现每个认知过程的眼动特征以及它与量表总得分的关系，选取在实验中显著性差异次数最多的两类眼动指标，即平均注视时长和注视点个数，分"题干"兴趣区、选项"是"兴趣区、选项"否"兴趣区，进一步深入研究眼动指标和量表总得分的相关性。

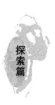

抑郁障碍高危组的总得分与 AOI1、AOI2 两个兴趣区上的注视点个数均无显著性相关，而在 AOI3 上总得分与注视点个数显著负相关，也就是说，抑郁障碍高危组在 AOI3 上的得分越高注视点越少。而正常组的总得分虽然与 AOI1、AOI3 两个兴趣区上的注视点个数无显著性相关，但在 AOI2 上总得分与注视点个数显著相关，也就是说，正常人在选择抑郁障碍高危人群特质筛查量表得分项时，AOI2 的注视点个数就越多。注视点个数能有效地反映阅读材料的认知加工负荷，认知负荷较大的兴趣区，注视次数也更多。由此可以推断，抑郁障碍高危人群得分越高，越不会在 AOI3 上消耗认知，与选项"否"不相符；而正常人尽管没有抑郁高危倾向，但也可能存在其中某个项目描述的情况，因为量表是通过得分来进行最终筛查的，所以对某个项目的描述，正常人倾向作肯定回答时，会进行对比，因此出现较大认知负荷，于是正常人在作答量表时，表现为认知负荷较高地出现在 AOI2（"是"兴趣区）上。

平均注视时长方面，抑郁障碍高危组的总得分与 AOI1、AOI2 两个兴趣区均无显著性相关，与 AOI3 上的平均注视时长呈显著负相关，也就是说，抑郁障碍高危组的总得分越高，在 AOI3 上的平均注视时间越短。而正常组的总得分虽然与 AOI1、AOI3 两个兴趣区上的平均注视时长无显著性相关，但在 AOI2 上总得分与平均注视时长呈显著正相关，即正常组在抑郁障碍高危人群特质筛查量表上得分越高，在 AOI2 的平均注视时间就越长。Smith 提出的信息加工框架认为，人们的复杂反应可以区分为四个阶段：第一是对原始信息刺激的加工，为后续的进一步加工建立清晰的表征；第二是将记忆中的表征与通过刺激建立的表征对比，并进行分类；第三是在分类的基础上选择反应种类；第四是组织和实时反应。结合本实验可以看出无论是抑郁障碍高危组还是正常组，分数与眼动特征呈相关的兴趣区均属于分类、对比和反应这三个阶段，自身实际与题目的刺激表征越相符，判断反应时间就越短，而自身实际与题目的刺激表征存在差异时，判断反应时间就越长。这与信息加工中复杂反应随信息量的增加而增加相符。由此可以推论，抑郁障碍高危人群对自己的特质非常清晰，更倾向于选"是"，因此，他们得分越高就越不会在 AOI3 上持续注视；而正常人群在 AOI2（"是"兴趣区）上平均注视时间长的原因或多或少也存在项目描述的情况，在备选中需考量自己的符合程度。

综上所述，人群作答量表时的这两种眼动指标特异性与量表得分之间是存在某种联系的，眼动指标能够反映抑郁障碍高危组和正常组在量表作答过程中的不同认知加工特点，这提示眼动指标可以作为一项客观的认知神经指标，来区分两组人群作答量表时的认知差异，研究者可以通过分析被试者在量表作答过程中的眼动指标，结合量表得分，共同对抑郁障碍高危人群进行筛查。

心理检测传统的筛查方法依赖量表测量和专家访谈，量表测量诊断结果因受被试者的动机、社会赞许性等影响而存在较大的认知偏差，这将导致筛查过程中假阴性人群的遗漏和假阳性人群的误判，给专家访谈环节增添了工作压力。为了解决该问题，本书在理论篇依据心理检测中心提出的多质融合理念，提出将问卷和眼动融合进行抑郁障碍高危人群的筛查，以便更加精准地进行筛查。但是多质融合不是简单地将量表与认知神经指标（如眼动）叠加，在哪个认知层面融合（字词或句）、在哪个阶段融合（题干或选项）、在哪个维度融合（时间或空间）和与哪些相关因素融合（人群分组或答案分组），都是需要进一步探究的重点。

在本部分第一章，笔者证明了抑郁障碍高危人群和正常人群在作答量表时眼动指标有显著性差异，且具有差异的眼动指标与量表得分具有相关性，并发现两类人群在阅读题目时的空间顺序有所差别。因此，提高篇将采用机器学习，进一步探索抑郁障碍高危人群和正常人群在字词、阅读顺序、作答上的眼动差异，并尝试进行分类，探索融合模式的应用价值，为增加量表的测量精度、推进科学研究迈入实用转化进行进一步探索。

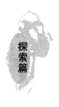

探索篇

第三章 抑郁障碍高危人群和正常人群量表应答词性注视点特征与识别模式

传统兴趣区的划分（即题干、选项"是"、选项"否"），将每道题粗略地划分为 3 个区域，这样的划分方式比较简单，尤其是题干区域。在阅读理解题意的过程中应该包含更多的认知信息，因此应该对不同人群在阅读题目时进行更细致的分析。语义信息可以独立地影响被试者的注意力分配机制，在引导注意力时，语义信息可以覆盖低层次的特征，所以在本实验中，采用机器学习的方法，对两类人群在兴趣区中对不同词性的字词的眼动进行识别研究，进而辅助识别抑郁障碍高危人群。

一、研究方法

（一）研究对象

采用方便抽样的方法，用抑郁障碍高危人群筛查量表和抑郁自评量表对某高校大一新生（798 名）进行普测，选取达到抑郁障碍高危筛查标准（高于量表得分平均数两个标准差以上），但抑郁自评量表（SDS）评分未达到抑郁标准的 39 人进行专家评定，最终确定其中 37 人组成抑郁障碍高危组，均为男生，剔除眼动采集实验中注视点采集低于 75％的 4 人，高危组实际人数为 33 人。以未达到抑郁障碍高危人群标准的为 37 人为正常组，均为男生，剔除眼动采集实验中注视点采集低于 75％的 1 人，正常组实际人数为 36 人。

所有被试者年龄在 18～25 岁之间，且经过筛选，视力均符合眼动仪要求，无服用精神药物史，也无酒精和药物滥用史。所有被试者已签署知情同意书。

（二）研究工具

1. 实验平台

本研究采用 Tobii Pro X30-120 眼动仪，采样频率为 120Hz，并采用 Tobii I-VT 注视点算法。

2. 实验材料

本实验选用的实验材料是"抑郁障碍高危人群筛查量表"中的特质量表，该量表共计 62 题，分为悲观消极、敏感退让、自责自罪、缺乏自信、情绪不稳以及心态脆弱等 6 个维度，题目均为双向选择题，完成全部题目需要 10 分钟左右。

3. 统计工具

统计工具用 Tobii Pro Lab 划定兴趣区并导出所有实验对象的眼动数据，在 Excel 软件中，对数据进行清洗工作，然后将清洗好的数据导入 Matlab 2017 软件中进行打码。用 10 折交叉验证法选取训练集和测试集，最后采用 SVM-RFE 特征提取法。

（三）研究步骤

1. SVM-RFE 算法

SVM-RFE 是一个基于 SVM 的最大间隔原理的序列后向选择算法。它先通过模型训练样本，再对每个特征进行得分排序，去掉最少得分的特征，然后用剩余的特征再次训练模型，进行下一次迭代，最后选出需要的特征数。

Algorithm 1：SVM-RFE 算法
输入：训练样本 步骤： 1. 初始化原始特征集合 S= {1，2，…，D}，特征排序集 R= [] 2. 循环以下过程直至 S= [] 3. 获取带候选特征集合的训练样本； 4. 用式 $\min \frac{1}{2} \sum N_i = 1 \sum N_j = 1 N \alpha_i \alpha_j y_i y_j (x_i \cdot x_j) - \sum N_i = 1 \alpha_i$ 训练 SVM 分类器，得到 ； 5. 用式 $c_i = w_i^2$，k= 1，2，…， | S | 计算排序准则得分； 6. 找出排序得分最小的特征 ； 7. 更新特征集 R= [p，R]； 8. 在 S 中去除此特征：S=S/p 9. end 输出：特征排序集 R 最优模型的识别率

2. 实验设置

1）兴趣区的划分

从句法结构的关系意义出发，句子的成分有 6 种，分别是主语、谓语、宾语、定语、状语、补语。这 6 种句子成分又分别由名词、代词、动词、形容词、副词、数词、介词、连词、助词、叹词、拟声词组成。首先笔者对量表中所有词语进行词性的标注（见表 3-1）；然后利用 Tobii Pro Lab 软件工具，按实验材料每道题目中题干的词性细化兴趣区，以第 3 题为例，见图 3-1，代词（我）、动

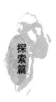

探索篇

词（是）、数词（一个）、形容词（心平气和）、助词（的）、名词（人）分别为一个兴趣区，答题选项"是""否"这两个兴趣区保持不变。对每道题目的题干进行这样的兴趣区划分，每一张刺激材料的兴趣区是不一样的，笔者称之为动态兴趣区划分。由于 Tobii Pro Lab 软件划分的兴趣区不能同名，所以笔者采取了字母和数字结合的方式划分兴趣区，在后续兴趣区的眼动追踪数据导出之后，再将同词性的兴趣区合并。

表 3-1　字母数字结合命名兴趣区

AOI	词性	编码
v	动词	1
r	代词	2
n	名词	3
d	副词	4
a	形容词	5
u	助词	6
p	介词	7
c	连词	8
m	数词	9
是		10
否		11
空白		12

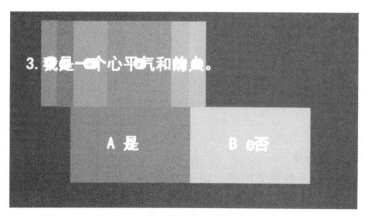

图 3-1　按词性划分兴趣区示意图

2）眼动数据导出打码

在眼动数据中，无论是眼跳还是扫视相关的各种指标，均是根据眼动的注视点计算而来。在本实验中，只导出每个兴趣区内注视点个数和注视点时长。具体步骤是，首先用 Tobii Pro Lab 划定兴趣区并导出所有被试者的眼动数据，在 Excel 软件中，对数据进行清洗工作，清洗出每道题目兴趣区中的注视点和每个注视点注视时长。将清洗好的数据导入 Matlab 2017 软件中进行打码工作。遍历数据集中所有注视点的时间，取 60ms 为 1 个时间单位，建立每道题目的词性兴趣区映射表，然后根据注视点所在的兴趣区来确定码值，根据注视点所映射的时间单位，确定码值的个数。例如，有一个 120ms 的注视点在动词兴趣区上，动词所映射的码值为 1，注视点的时间有 120ms，那么注视点时间单位为 2，此注视点打码为 2 个 1，即 11（见图 3-2）。由于实验完成时间的差异性，所有被试者都完成打码工作之后，每个被试者的特征就会出现长度上的差异，为了方便后续的特征选择与训练工作，笔者将所有被试者的特征长度进行遍历，最终选取数据集中最长的特征长度作为统一标准，采用后续补零的方式，将所有被试者的特征调到统一长度。

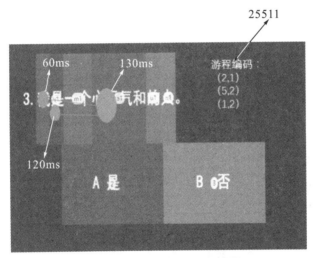

图 3-2　词性-眼动编码示意图

3）特征选择方法

编码后的特征集共有 10715 个，随机将数据集分成 10 份，采用 10 折交叉验证法选取训练集和测试集；采用 SVM-RFE 特征提取法，将训练集特征纳入 SVM 模型中，得到特征相对应的"分数"即权重；将"分数"低的特征从训练集中移除，并提出验证集中的"对应特征"，对测试集求两类人群的识别率、敏感度和 F1-score；用剩下的特征再次进行"打分"和剔除，直至没有特征；记录 10 轮测试集的平均识别率、敏感度和 F1-score（见图 3-3）。

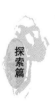

识别抑郁，为心灵撑伞

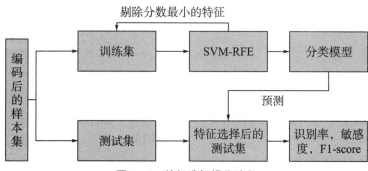

图 3-3　特征选择操作流程

二、研究结果

（一）词频关注差异

　　从词性的角度分析提取出来的特征，首先统计了量表中词性出现的频数，如图 3-4 表示的是量表中不同词性出现的频数，不同的颜色表示不同的单词属性，图中显示量表中词性出现频数由高到低的顺序依次是：动词、代词、名词、副词、形容词、助词、介词、连词和数词。其次，统计提取出来的特征中词性的出现频数在两组人群中的分布，如图 3-5 所示，左边条状图表示高危组的特征集中各词性的出现频数，右边条状图表示正常组特征集中各词性的出现频数。从该图中可以看出，两组被试者对不同词性的关注频数并不与词性在量表中出现的频数完全一致，正常组关注的词性顺序为动词、名词、形容词、代词、副词，而抑郁障碍高危组关注的词性顺序为动词、形容词、名字、副词、代词。

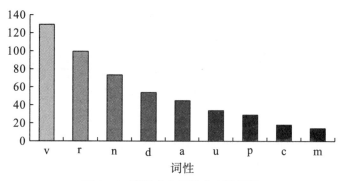

图 3-4　题目中各词性出现的频数

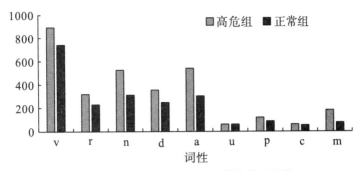

图3-5　两组被试者对不同词性的关注频数

对两组被试者在每种词性上的关注频数做 t 检验，可知抑郁障碍高危人群与正常人群在动词、代词、名词、形容词、数词上均有显著差异（见表3-2）。

表3-2　正常组和高危组各词性注视频数差异分析

	动词 (v)	代词 (r)	名词 (n)	副词 (d)	形容词 (a)	助词 (u)	介词 (p)	连词 (c)	数词 (m)
正常组 ($n=36$)	744.70± 300.00	227.3± 99.90	311.70± 134.20	249.90± 129.80	307.30± 127.80	60.30± 25.40	88.40± 44.50	55.90± 24.90	78.60± 36.10
高危组 ($n=33$)	890.30± 417.80	320.00± 283.20	524.50± 581.90	351.70± 353.30	543.50± 700.40	64.02± 31.10	117.00± 113.40	59.20± 25.30	179.90± 285.90
t	4.40*	7.20**	8.50**	2.90	5.40*	1.80	3.50	0.20	12.60**

注：* $p<0.05$，** $p<0.01$。

（二）分类准确率

经过一轮 SVM-RFE 训练的分类器，在不同数量特征分量下的准确率如图3-6所示，从图中曲线可以看出，不同数量的特征分量在分类结果中所涉及的准确率是不同的。从 10715 个特征组件中选择 1000 个特征组件为最优子集时，可以获得了 85% 的最优精度。当选择超过 2000 个组件时，准确率反而仅有 71%，这主要是由于特征集中存在冗余和相关特征。从这些观察中可以得出结论：选择适当的特征分类量子集可以显著提高分类器的性能。

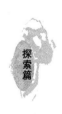

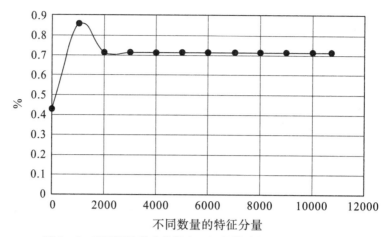

图 3-6　验证训练的分类器在不同数量特征分量下的准确率

在 10 折交叉验证之后，SVM-RFE 算法在区分抑郁障碍高危人群和正常人群的平均准确率可达 81.00%，平均敏感度为 76.00%，平均 F1-score 值为 79.00%。可以看出在特征选择前后，准确率、敏感度、F1-score 都有了非常大的提高。从表 3-3 中可以看出，在执行特征选择后，在区分两类人的准确性、敏感性以及 F1-score 三个参数方面都有了明显提高。

表 3-3　特征选择前后各指标比较

状态	精度 CI（%）	灵敏度 CI（%）	F1-score CI（%）	p
特征选择之前	59.00	54.00	54.00	<0.01
特征选择之后	81.00	76.00	79.00	

三、讨论

（一）对两类人群词频关注差异的讨论

认知语言学认为语言表达的意义是心理性的语义，是从语言表达到认知结构的映现，是由个体语言使用者通过认知加工过程所构建的表征，所以心理量表通过书面语言呈现的不仅是其形式意义，也是对个体心理认知的表征刺激。传统兴趣区的划分（即题干、选项"是"、选项"否"），将每道题粗略地划分为三个区域，这样的划分方式比较简单，尤其是题干区域，包含了几乎一个项目的全部表征刺激。语义信息可以独立地影响被试者的注意力分配机制，在引导注意力时，语义信息可以覆盖低层次的特征，因此针对项目中不同表征研究两类人群的认知特点就显得尤为重要。所以，实验中通过进行词性动态兴趣区的划分，将眼动指标进行编码（实际是将注视点时长和注视点个数这两个眼动基本指标结合），对其认知差异进行探索，进而辅助识别抑郁障碍高危人群。

结果发现，抑郁障碍高危人群在动词、代词、名词、形容词、数词这些词性上的关注频数均显著高于正常人群，其中动词、代词、名词、形容词都属于实词，实词是一个句子主体意义的载体，说明这些词所表达的意思可以引发抑郁障碍高危人群更多的认知和思考。结合量表来看，量表中的主语多为代词"我""自己"等，谓语多为动词"觉得""认为"等，宾语多为形容词"敏感""烦恼""沮丧"等，在这些词汇上抑郁障碍高危人群都比正常人群的注视频数要高，这与以往的研究较为相符。数词属于虚词，在量表中多表示某种事情或现象出现的次数，正常人群并没有表现出对数词的格外关注，但是抑郁障碍高危人群对数词的关注却明显增多，这说明抑郁障碍高危人群不仅在关注自己是不是存在题目中所描述的这类情况，还关注出现这种情况的次数，这个过程是和自己比较的过程。这些结果均说明，不同词性关注频数对于筛查抑郁障碍高危人群具有较强的辨识度。

（二）词频关注差异性对量表编制的影响

一般来说，量表中某种词性出现的频率越高，被试者关注这类词性的频数也越高，但是从实验结果来看并非如此。例如，在量表中代词出现的频数高于名词和形容词，但是实验结果显示两组受试者对名词和形容词的注视频数（关注程度）均高于代词，这说明被试在量表作答时对名词和形容的关注大于代词；与助词、介词、连词相比，量表中数词出现的次数较少，但是被试者对数词的关注程度要高于助词、介词和连词，尤其是抑郁障碍高危人群关注的程度更高。这说明人们在阅读题目时根据实际的认知需求，注视的词性是有侧重的，并非是哪个词出现的次数多，人们就关注哪个词多。这为笔者编制与眼动融合筛查量表提供了参考和借鉴，为了更好地捕捉某类人群在阅读题目时的眼动特征，应该仔细研究这类人群的语言特点，加强对这些受关注的词性的运用，这对构成量表语言表征刺激尤为重要。这也从词性的眼动差异上证明了前期编制量表时，对抑郁障碍患者语言分析的重要性。

（三）对两类人群词频关注差异识别率及融合模式的讨论

采用词性切分的方法，把每一道题目划分为不同的词或短语并进行编码，然后根据注视点所在的兴趣区来确定码值，根据注视点所映射的时间单位，确定码值的个数，采用支持向量机递归特征消除（SVM-RFE）算法进行特征选择和模型训练，提升了对两类人群的识别率，实现了81%的准确率，这表明该算法在识别抑郁障碍高危人群方面的潜在应用价值。

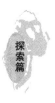

识
别
抑
郁
，

为
心
灵
撑
伞

通过本实验可知，通过作答量表时对词频注视的差异可以实现对两类人群的识别，产生抑郁障碍高危人群和正常人群的分类识别器，把人群分类的识别器与量表施测融合运用。其应用可以形象地描述为如下过程：假设 ε_1 为被试者的样本空间，D_1 为 ε 上的分布，f 为结合量表得分与扫描路径的潜在目标函数，通过本实验得到训练集 $D = \{(x_1, x_2, \cdots, x_{62})y\}$，其中 x 是选项得分情况，y 是两类人群词频注视差异分类器，1~62 代表 62 道题，那么就构建了一个函数 $\varepsilon = f(D)$，此函数可应用于测试集，即对每个项目作答和词频注视差异进行综合判别，重新给出量表的新分值，以此对新的被试者属于哪类人群进行综合判别。在答题过程中两类人群呈现的不同词性词频注视差异，配合量表得分可以提高抑郁障碍高危人群筛查的准确性，有利于更好地分析被试者答题过程中的认知，帮助传统的心理测量提高筛查识别率。

第四章　抑郁障碍高危人群和正常人群量表应答中眼动扫描路径特征与识别模式

眼动扫描路径是指人们在观看事物中从一个注视点到下一个注视点所执行的特定眼动序列，眼动扫描路径无论在时间上还是空间上都具有良好的眼动信息存储性能，它不仅反映了被试者看了哪里、看了多长时间，也反映了被试者信息处理的顺序。从实质上来讲，扫描路径就是一系列具有时间序列的注视点，但与注视点相比，却更适用于量化视觉行为中的眼动行为。在第二部分研究中，笔者发现注视点个数是抑郁障碍高危人群和正常人群在作答量表时的敏感性眼动指标，基于此，本章将对扫描路径进行进一步深入研究。

本实验拟通过比较抑郁障碍高危人群和正常人群在作答自评量表过程中眼动扫描路径，来评估被试者潜在的认知差异，进而辅助量表进行抑郁障碍高危人群的识别。

一、研究方法

（一）研究对象

采用方便抽样的方法，用抑郁障碍高危人群筛查量表和抑郁自评量表对某高校大一新生（798 名）进行普测，选取达到抑郁障碍高危筛查标准（高于量表得分平均数两个标准差以上），但抑郁自评量表（SDS）评分未达到抑郁标准的 39 人进行专家评定，最终确定其中 37 人组成抑郁障碍高危组，均为男生，剔除眼动采集实验中注视点采集低于 75% 的 4 人，高危组实际人数为 33 人。以未达到抑郁障碍高危人群标准的为 37 人为正常组，均为男生，剔除眼动采集实验中注视点采集低于 75% 的 1 人，正常组实际人数为 36 人。

所有被试者年龄在 18～25 岁之间，且经过筛选，视力均符合眼动仪要求，无服用精神药物史，也无酒精和药物滥用史。所有被试者已签署知情同意书。

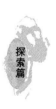

探索篇

119

（二）研究工具

1. 实验平台

本研究采用 Tobii Pro X30-120 眼动仪。该眼动仪是 Tobii 公司最新研发的一款屏幕式眼动仪。该眼动仪采样频率为 120Hz，即每 8.3ms 采集一次视线坐标。根据说明书标注，当采用 Tobii I-VT 注视点算法时，眼跳的计算方法为像素距离/采样间隔＞30°/s，即两个采样点之间的速度大于阈值 30°/s；注视的定义为眼动速度小于 30°/s。实验程序编写与刺激呈现均采用 Tobii Pro 软件，该软件的特点是可以直接生成所需的眼动指标。

2. 实验材料

本实验选用的实验材料是"抑郁障碍高危人群筛查量表"中的特质量表，该量表共计 62 道题，分为悲观消极、敏感退让、自责自罪、缺乏自信、情绪不稳以及心态脆弱等 6 个维度，题目均为双向选择题，完成全部题目需要 10 分钟左右。

3. 统计工具

用 Tobii Pro Lab 划定兴趣区并导出所有实验对象的眼动数据，用 Microsoft Excel 2017 管理导出眼动数据，并对数据进行清洗工作，然后将清洗好的数据导入 Matlab 2017 软件中进行打码工作，用 ScanMatch 算法对空间和时间信息进行加权处理，对抑郁障碍高危人群和正常人群的眼动扫描路径数据进行分析。

（三）研究步骤

1. ScanMatch 算法

ScanMatch 算法基于 Needleman-Wunsch 算法。Needleman-Wunsch 算法是生物信息学中用于比较 DNA 序列的一种常见算法，通过计算字符串 A 和字符串 B 的最长公共子串的长度，即 LCS（A，B）进行序列比较。ScanMatch 算法的两大特点是在数据字符化过程中考虑了 Duration；以及利用替换矩阵将 ROIs 之间的空间关系相关联。

2. 数据分析流程

数据分析阶段，采用 ScanMatch 算法对空间和时间信息进行加权处理，然后重新编码创建带有注视点位置、时间和顺序信息的字符串，以替换矩阵计算所得的相似性得分最大化为原则对两字符串进行比较，评估每题在眼动导引结构下的筛查效果；对受试者回答情况进行统计分析，得到逐题的分类正确频率。对于筛查效果较好的题目，则进一步探索两组人群在回答该题过程中差异最大的眼动模式，挖掘其内部潜在认知差异（见图4-1）。

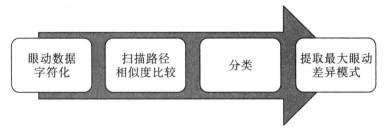

图4-1 数据分析步骤

具体分析步骤可以分以下4步。

第一步：将眼动数据字符化。根据汉语的语法及中文分词（Chinese Distinguishing Words System，CDWS）对62道题的题干、选项和其他区域划分兴趣区AOI，见图4-2，兴趣区个数在2~10个不等（各题兴趣区个数不同）。AOI被标记为字符串，位于同一AOI中的注视点将被映射为同一字符，因此根据注视点所落位置就可将扫描路径映射为对应的字符串。该字符串有序地表达了被试者在各个AOI中的时空信息。

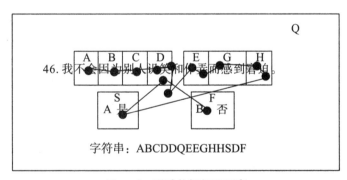

图4-2 眼动数据打码示意

第二步：将兴趣区分为有语义信息区域和无语义信息区域，应用Needleman-Wunsch算法框架对扫描路径字符串进行匹配，规则有三点：①无语义信息的字符与有语义信息的字符距离值设为最大，其目的是尽可能地将有意义的字符进行对齐；②代表不同选项的字符之间的距离值位居第二，其目的是凸显答题选项的区分性；③各题干部分的字符之间的距离值设置为字符ASCII码数值之差。最终将各距离导入Needleman-Wunsch算法框架可得到两两扫描路径比较的相似度。将扫描路径相似度进行比较，选择合适的滑动窗口大小，创建以子序列为键，其出现频率为值的哈希表，并根据哈希表的键值差异比较两两扫描路径的相似度。

第三步：以方差最小原则对每一题的扫描路径相似度比较结果进行层次聚

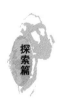

121

类，可得二分类结果。

第四步：提取最大眼动差异模式，令 Q 点与其他语义信息的距离最大，使得带有语义信息的字符尽可能地对齐；令代表选项"是"与选项"否"的字符"S""F"之间的距离第二大，加大选择不同选项的受试者的眼动差异，在分类准确度较高的题目中，对两组人群扫描路径子序列频率差异进行排序，提取最大差异的眼动模式。

二、研究结果

(一) 题干和选项对眼动筛查的贡献

首先以 AOI1、AOI2、AOI3 之间的眼动特征转化对每张图片进行分析，发现两类人群在回答该量表时，答题选项的眼动路径差异占 20.00%～30.00%，差异比率比较集中，剩余眼动路径差异主要发生在题干阅读时期，差异比率比较分散。因每道题目每个被试者在答题时的眼动路径均不相同，此处以分类准确度达 100.00% 的题目举例说明，见表 4－1，感兴趣区分布图罗列的是每道题以词性为兴趣区的编码，扫描模式是根据哈希表建立的键值路径，频率差异是高危组在某一路径存在此种扫描模式差异频率减去正常组在此种路径存在此种扫描模式差异频率的得数。表 3－4 中分别列举了对正常组和高危组分类准确度达 100.00% 的 3 道题目中差异最大的五个眼动模式：17 题中涉及选项（FQF、SQS）差异的占 20.51%，19 题中涉及选项（SQS、QSB）差异的占 32.39%，46 题中涉及选项（FQF、SQS）差异的占 26.33%。

此外，高危组相较正常组更频繁地出现反复观看某关键词的眼动模式，这表明高危组比正常组出现更多的回视现象。如第 17 题的 BCB、CQC，第 19 题的 BAB、AQA，第 46 题 BCB、DCD 等。

表 4－1 第 17、19、46 题中，两组人群差异最大的五个眼动模式

感兴趣区分布图	扫描模式	频率差异（%）
17. 别人不认为我是一个暴躁或喜怒无常的人。（A B C D E，Q，S A 是，F B 否）	FQF	10.64
	SQS	9.87
	BCB	6.14
	CQC	5.86
	BCD	2.20

感兴趣区分布图	扫描模式	频率差异（%）
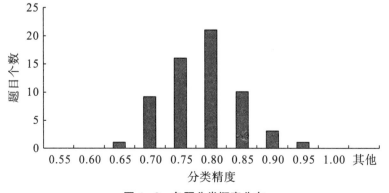（19.我很少冲动行事。A B / S A 是 F B 否 Q）	SQS	28.74
	BAB	11.86
	AQA	3.81
	QSB	3.65
	BAQ	2.56
（46.我不会因为别人讥笑和作弄而感到窘迫。A B C D E G H / S A 是 F B 否 Q）	FQF	15.94
	SQS	10.39
	BCB	8.11
	CHG	2.61
	DCD	2.22

以上结果说明，选项区域的眼动特征是有效的，虽整体占比不大，但是差异比率较大，题干区因每个人的认知加工过程不同，导致眼动路径不同，故每种眼动路径的差异比率较小，但整体占比较大。

（二）逐题眼动路径差异

进一步对逐个项目进行分析，单题对两组人的分类准确度最低为 63.40%（第 16 题），最高可达 90.00%～100.00%（第 17、19、46、57 题），即每道题在两组人的分类上都有贡献。图 4-3 是对每道题分类准确率贡献的统计直方图，横坐标表示分类精度的范围，纵坐标表示在某一精确范围的题目个数，统计显示所有题目的分类精度近似正态分布，分类准确率在 75.00%～85.00% 之间的题目最多。从眼动路径的角度验证了量表项目具有较好的效度。

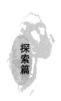

图 4-3　各题分类概率分布

（三）各维度的眼动差异

进一步对各维度的分类识别率进行分析，悲观消极维度的人群识别率为78.18%，缺乏自信维度为79.29%，情绪不稳维度为72.00%，自责自罪维度为74.17%，敏感退让维度为77.35%，心态脆弱维度为76.33%，见表4-2。每个维度对人群分类的识别率均高于60.00%，即每个维度在两组人群的分类上都有贡献。

表4-2 六类特质题目平均分类准确度

题目特质	悲观消极	缺乏自信	情绪不稳	自责自罪	敏感退让	心态脆弱
分类准确度	78.18%	79.29%	72.00%	74.17%	77.35%	76.33%

每个维度的人群识别率均在70.00%～80.00%之间，从眼动路径的角度再次验证了量表各维度的稳定性，并从眼动路径的角度给每个维度划分了权重，为制订量表得分提供了思路。

经统计没有发现随题目序号增大而出现眼动路径分类准确性下降的情况，这说明62道题平均在5分钟左右做完，题目设置数量合理，被试可以在答题期间集中注意力，保持平稳认知能力。正向计分和反向计分的题目在答题分类准确率上没有明显区别，提示题目正反向设置分布合理，没有对被试者答题造成定势思维。

（四）眼动路径平均分类准确度

按上述数据分析方法，经留一交叉验证法，将 ScanMatch 计算所得的两两扫描路径相似值进行分类处理，可得62道题对抑郁障碍高危人群和正常人群的平均分类准确度为75.49%，分类准确度中位数为75.61%。在测试集的测试结果中，70.97%的正常人被分类为正常人，29.03%的正常人被分类为高危人群，19.27%的高危人群被分类为正常人，80.73%的高危人群被分类为高危人群（见图4-4）。

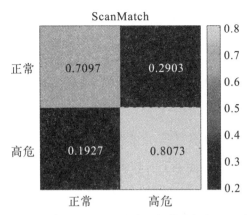

图 4-4　高危人群和正常人群扫描路径相似矩阵

三、讨论

扫描路径是个体在特定情绪中的特定眼动序列，是一系列具有时间序列关系的注视点，研究者认为扫描路径无论是在观察模式还是识别模式中都遵循这一规律，并发现了扫描轨迹在相同刺激下的可重复性。在近十几年中，扫描路径比较方法已经成功地应用在视觉信息处理过程中的认知研究领域。在第二部分得出注视点个数是抑郁障碍高危人群和正常人群在作答量表时的敏感性眼动指标的基础上，本实验对扫描路径进行进一步分析，比较抑郁障碍高危人群和正常人群在作答自评量表过程中的眼动扫描路径，从而评估被试者潜在的认知差异和量表编制的效度，辅助量表作答进行抑郁障碍高危人群的识别。

（一）对两类人群扫描路径的讨论

研究发现，在区别两组人群时，AOI1 题干区域的扫描路径差异贡献率大于AOI2、AOI3 选项区域。通常我们认为语言文字的信息量与认知复杂程度正相关，所以两类人群在题干区的眼动差异应该大于选项区域。但是在第二部分实验中，对比抑郁障碍高危人群和正常人群在 3 个兴趣区存在的眼动差异指标比例，并未凸显出题干在眼动筛查中的价值，因此说明选用眼动扫描路径的方法能更好地研究句子阅读中注视点的排列，同时也说明对眼动数据不同的处理方法，在用眼动探讨人群差异时也可以相互补充。

由于每个被试者在阅读每道题目的题干时的眼动路径不尽相同（也就是扫描路径对应的字符串不尽相同），故两组人群在题干区域的差异比率比较分散。在题干中，抑郁障碍高危人群的眼动扫描路径更频繁地出现反复观看某几个关键词的眼动模式，如 BCB、BAB、DCD。这与认知语言学的观点相呼应，每个词汇

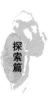

125

都会引发其心理意义，而题目的关键词恰好激发了他们的注意和认知，反复观看关键词就是抑郁障碍高危人群阅读题目时通过词语构建认知加工过程的表征。

与题干相反，由于选项区的字符串编码简单，故在选项区域呈现的差异比率比较集中，抑郁障碍高危人群更倾向于呈现 SQS 这样的眼动路径，正常人更倾向于呈现 FQF 的眼动路径。

（二）从扫描路径的角度对量表编制的讨论

从实验结果看，单题对两类人的分类准确度最低为 63.40％，最高可达 90％～100％，分类准确率 75～85％之间的题目最多，说明每道题都可以用文字激发出两组被试者的认知差异，从眼动的角度再次证明了量表的语言效度。以往研究发现，并不是所有的文字材料都可以引起不同被试者之间的眼动差异，如辛伟在拿量表的指导语作为刺激材料研究精神障碍与正常人在阅读过程中的眼动差异时，得出两组之间并不存在普遍的、稳定的眼动差异。由此可见，量表所给的信息刺激在区分两类人群时是非常重要的，这进一步证实了量表编制时运用能够引起特定人群认知注意的词汇是非常重要的，是量表和眼动结合筛查的关键点。

从各维度分类准确度来看，每个维度的人群识别率均在 70％～80％之间，从眼动路径的角度再次验证了量表各维度的稳定性。目前抑郁障碍高危人群特质筛查量表是通过被试者在 6 个维度上的累积得分来判断其是否具有抑郁障碍高危特质，通过上述眼动数据分析结果，得出 6 个维度上的平均分类准确度，在后续研究中还可以根据理论的指导和眼动的实际研究改进积分方式，对 6 个维度进行权重计分，并从眼动路径的角度给每个维度划分权重，为制定量表得分提供新的思路。

（三）对扫描路径识别率及融合模式的讨论

ScanMatch 的平均分类准确度可达 75.49％，说明两类人群答题的眼动扫描路径是有应用价值的。扫描路径数据显示，在测试集中，有 19.27％的高危个体其眼动扫描轨迹特征同正常人相似，被判别为正常人群，有 29.03％的正常人其眼动扫描轨迹与高危人群相似，被判别为高危人群。如果以量表得分标定的人群为金标准，则上述情况属于误判。但关键在于，传统的测量方法被公认为存在社会赞许性、掩饰性以及动机性等，所以扫描路径对正常人群和抑郁障碍高危人群的"误判"，可能正是传统心理测量中没有真实作答的那部分人群。量表得分正常而扫描路径被判为抑郁障碍高危的，很可能是被试者在作答时掩饰了自己情绪低沉、自卑、人际关系敏感等不被社会赞许性认可的一面，而量表得分提示高危但扫描路径被判为正常人的群体，很可能是受答题动机影响，意在通过测评显示不符合标准从而逃避工作。在传统量表测验中，我们只能根据被试者的选项得出结果，却不知道答题人认知的过程，这也是传统心理测量的弊端。对作答过程中眼动轨迹的分析可以弥补传统心理量表只知答案不知过程的缺失。

本实验提出了基于题目语法结构的扫描路径特征对抑郁障碍高危人群开展评估的新方法，与实验二不同的是，实验三是在量表词性的基础上探索被试者由词性引发认知层面的眼动特征，是点对点的研究，而本部分研究不是把量表分割成词来探讨背后的认知活动，而是从阅读作答题目的整体层面，充分考虑作答量表过程中眼动指标的空间和时间信息，采用 ScanMatch 算法将眼动数据与心理量表相结合，来探索答题过程的意识状态。该方法显示了两类人群在回答量表时不同的眼球运动扫描轨迹具有潜在的应用前景。

通过本实验可知，作答量表的扫描路径可对两类人群进行识别，产生抑郁障碍高危人群和正常人群的分类识别器，可以把逐题的扫描路径识别器与量表施测融合运用。其应用可以形象地描述为如下过程：假设 ε_2 为被试者的样本空间，D_2 为 ε 上的分布，f 为结合量表得分与扫描路径的潜在目标函数，通过本实验得到训练集 $D = \{(x_1 y_1), (x_2 y_2), \cdots, (x_{62} y_{62})\}$，其中 x 是选项得分情况，y 是扫描路径选项分类器，1～62 代表 62 道题，那么就构建了一个函数 $\varepsilon = f(D)$。此函数可应用于测试集，即对每道项目作答和扫描路径差异进行综合判别，重新给出量表的新分值，以此对新的被试者属于哪类人群进行综合判别。在答题过程中两类人群呈现的不同眼动扫描轨迹，配合量表得分可以提高抑郁障碍高危人群筛查的准确性，有利于更好地分析被试者答题过程中的认知，帮助传统的心理测量提高筛查识别率。

第五章　肯定回答与否定回答不同兴趣区眼动特征与识别模式

第三部分的实验一和实验二，均是基于抑郁障碍高危人群和正常人群在作答量表时存在差异性眼动特征的假设开展的，以人群为标签。在本研究中，笔者以量表题目回答，探索人们在肯定回答和否定回答时眼动是否存在特异性，拟构建"逐题应答眼动特征识别器"，为直接利用眼动模式倾向性判别抑郁障碍高危人群奠定基础。

一、研究方法

（一）研究对象

采用方便抽样的方法，用抑郁障碍高危人群筛查量表和抑郁自评量表对某高校大一新生（798 名）进行普测，选取达到抑郁障碍高危筛查标准（高于量表得分平均数两个标准差以上），但抑郁自评量表（SDS）评分未达到抑郁标准的 39 人进行专家评定，最终确定其中 37 人组成抑郁障碍高危组，均为男生，剔除眼动采集实验中注视点采集低于 75% 的 4 人，高危组实际人数为 33 人。以未达到抑郁障碍高危人群标准的为 37 人为正常组，均为男生，剔除眼动采集实验中注视点采集低于 75% 的 1 人，正常组实际人数为 36 人。

所有被试者年龄在 18~25 岁之间，且经过筛选，视力均符合眼动仪要求，无服用精神药物史，也无酒精和药物滥用史。所有被试者已签署知情同意书。

（二）研究工具

1. 实验平台

本研究采用 Tobii Pro X30-120 眼动仪。该眼动仪是 Tobii 公司最新研发的一款屏幕式眼动仪。该眼动仪采样频率为 120Hz，即每 8.3ms 采集一次视线坐标。根据说明书标注，当采用 Tobii I-VT 注视点算法时，眼跳的计算方法为像素距离/采样间隔>30°/s，即两个采样点之间的速度大于阈值 30°/s；注视的定义为眼动速度小于 30°/s。实验程序编写与刺激呈现均采用 Tobii Pro 软件，该软件特点是可以直接生成所需的眼动指标。

2. 实验材料

本实验选用的实验材料"抑郁障碍高危人群筛查量表"中的特质量表，该量表共计 62 题，分为悲观消极、敏感退让、自责自罪、缺乏自信、情绪不稳以及心态脆弱等 6 个维度，题目均为双向选择题，完成全部题目需要 10 分钟左右。

3. 统计工具

用 Microsoft Excel 2017 管理从 Tobii Pro Lab 导出的眼动数据、用 Matlab 对抑郁障碍高危人群和正常人群在肯定作答和否定作答的眼动特征进行差异性检验，用随机森林算法进行肯定回答和否定回答的眼动指标分类识别。

（三）研究步骤

1. 以肯定回答和否定回答分组的眼动特质差异比较

分别对比抑郁障碍高危组的肯定回答和否定回答、正常组的肯定回答组和否定回答、肯定回答的抑郁障碍高危组和正常组、否定回答的抑郁障碍高危组和正常组以及不区分人群的肯定回答和否定回答的眼动特征。用 Matlab 进行眼动差异分析，首先进行眼动数据的正态性检验，不满足的数据进行非参数检验，满足的进行方差齐性分析；对满足方差齐性检验的数据进行独立样本 t 检验，不满足的矫正后进行独立样本 t 检验。最后得出 5 组数据间的眼动差异，见图 5-1。

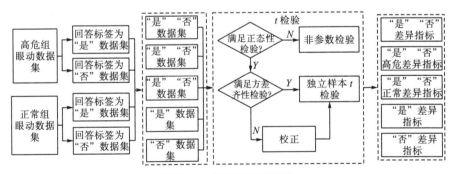

图 5-1 数据处理流程图

2. 肯定回答和否定回答的眼动特质分类识别步骤

本文采用集成学习（Ensemble Learning）中的随机森林法（Random Froest）通过特异性眼动指标对肯定回答和否定回答进行分类识别。随机森林是以决策树为弱学习器构建的 Bagging 集成方法，并在训练过程中增添了随机属性选择，具有简单、容易实现、计算简便等特点。

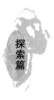
探索篇

1）随机森林算法

随机森林的构建过程为：

（1）输入为样本集，弱分类器迭代次数 T，输出为最终的强分类器 $f(x)$。

（2）对于 $t=1$，2，…，T：

①对训练集进行第 t 次随机采样，共采集 a 次，得到包含 a 个样本的采样集 Dt；

②用采样集 Dt 训练第 t 个决策树模型 $Gt(x)$，在训练决策树模型的节点的时候，在节点上所有的样本特征中选择一部分样本特征，在这些随机选择的部分样本特征中选择一个最优的特征来做决策树的左右子树划分。

（3）由于本文是分类算法预测，T 个弱学习器投出最多票数的类别或者类别之一为最终类别。

2）实验设置

将样本集记作 $D=\{d_1, d_2, …, d_i, …, d_{m-1}, d_m\}$，其中 $d_i=\{(x_1, y_1), (x_2, y_2), …, (x_j, y_j), …, (x_n, y_n)\}$，题目数量 $m=62$，样本数量 $n=69$。本实验针对每个题目 P_i 训练出一个分类模型，算法的具体过程如算法 1 所示，采用网格搜索的方法确定最优的超参数，而后基于寻找到的最优参数构建随机森林模型并进行训练。

Algorithm 1：随机森林分类算法

输入：样本集
步骤：
1. for from 1 to do
2. //网格搜索获取最佳模型的参数
3. params = Grid _ Search( )
4. //基于最佳参数构建随机森林
5. best _ model =Random Forest(params)
6. //训练模型
7. best _ model. fit( )
8. //记录训练好的模型
9. =best _ model
10. end
输出：分类模型

二、研究结果

依据实验流程，对 17 种眼动指标在 62 道题 3 个兴趣区上进行各组别的眼动差异分析。在每组数据中，各项目呈现的有显著性差异的眼动指标都不尽相同，每个眼动指标出现的次数也不尽相同。本部分研究旨在通过对 17 个眼动指标的全局分析，探讨肯定回答和否定回答之间是否具有各自的眼动模式，通过统计每种眼动指标出现显著性差异的次数探究敏感性眼动指标，并分析敏感性眼动指标的心理意义，探索以敏感性指标为特征，逐题产生肯定回答与否定回答分类器的可能性。

（一）17 种眼动指标在肯定回答与否定回答时的整体分析

1. 抑郁障碍高危组逐题肯定回答和否定回答眼动差异对比

在逐题对比抑郁障碍高危组肯定回答和否定回答的眼动模式差异中，有 17 道题因为被试者均回答"是"，缺少否定回答的样本，无法进行 t 检验和秩和检验，有 45 道题在肯定回答和否定回答时有显著性眼动差异（$p < 0.05$），见表 5-1；抑郁障碍高危组的肯定回答和否定回答在 62 道题上的眼动特征差异情况如图 5-2 所示，横坐标代表 62 道题，纵坐标为眼动指标编号（因每道题划分 3 个兴趣区进行讨论，故对 17 种眼动指标进行兴趣区编号，共产生 51 个眼动指标编号，具体眼动指标编号参见附录 6，下同），蓝色小圆点表示在某道题某兴趣区对应的眼动指标上肯定回答和否定回答存在显著性差异（$p < 0.05$），逐题各眼动指标的 p 值见附表 8。

表 5-1 抑郁障碍高危组肯定回答和否定回答逐题眼动差异指标个数

题目序号	1	2	3	4	6	8	9	10	11	12	13	14	15	16	17
差异个数（n）	10	11	11	20	9	11	12	2	4	11	7	26	10	13	6
题目序号	18	19	21	22	23	24	26	27	28	29	30	31	32	33	35
差异个数（n）	13	9	15	11	22	19	12	7	2	20	21	11	1	2	1
题目序号	40	41	42	43	45	46	47	48	50	51	52	53	54	59	62
差异个数（n）	14	2	11	11	2	8	9	21	9	1	12	9	2	13	11

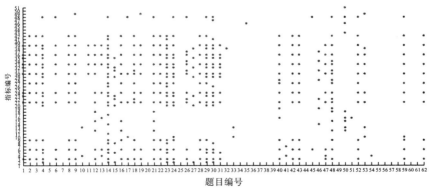

图 5-2 抑郁障碍高危组肯定回答和否定回答逐题眼动差异情况

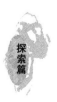

探索篇

131

在抑郁障碍高危组肯定回答和否定回答之间，共提取 473 个有显著性差异的眼动指标，有 11% 的眼动指标差异在题干区域，有 16% 的眼动指标差异出现在"是"选项区域，有 73% 的眼动差异出现在"否"选项区域。逐题逐兴趣区眼动差异指标个数见图 5-3。

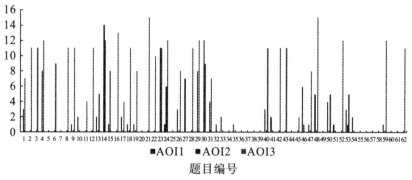

图 5-3　抑郁障碍高危组肯定回答和否定回答逐题逐兴趣区眼动差异指标个数

2. 正常组逐题肯定回答和否定回答眼动差异对比

在逐题对比正常组肯定回答和否定回答的眼动模式差异中（17 种眼动指标），有 35 道题被试者均回答"否"，缺少回答为"是"的样本，故无法进行 t 检验和秩和检验，有 27 道题在肯定回答和否定回答时有显著性眼动差异（$p <$ 0.05），见表 5-2，展现的是逐个项目上出现 17 种眼动指标差异个数；正常组的肯定回答和否定回答在 62 道题上的眼动特征差异分布情况如图 5-4 所示，横坐标代表 62 道题，纵坐标为眼动指标编号，蓝色小圆点表示在某道题某兴趣区对应的眼动指标上肯定回答和否定回答存在显著性差异（$p < 0.05$）。

表 5-2　正常组肯定回答和否定回答逐题眼动差异指标个数

题目序号	1	2	3	4	5	6	8	9	11	12	13	14	16	21
差异个数（n）	27	14	9	21	15	24	16	1	16	19	12	6	12	3
题目序号	22	26	30	37	38	41	42	48	52	56	57	58	62	
差异个数（n）	7	1	4	8	1	1	9	12	8	1	6	11	12	

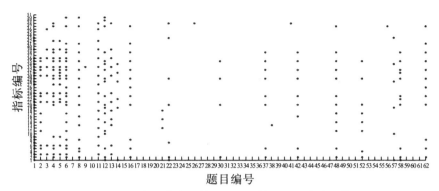

图5-4　正常组肯定回答和否定回答逐题眼动差异情况

在正常组回答"是"和正常组回答"否"时的眼动指标差异中，共提取277个有显著性差异的眼动指标，有16％的眼动差异在题干区域，有52％的眼动差异出现在"是"选项区域，有32％的眼动差异出现在"否"选项区域。逐题逐兴趣区眼动差异指标个数见图5-5。

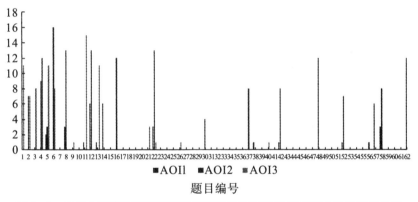

图5-5　正常人群肯定回答组和否定回答组逐题逐兴趣区眼动差异指标个数

3. 同为肯定回答时正常组和高危组之间的眼动差异对比

在逐题对比肯定回答时正常组和抑郁障碍高危组的眼动模式差异中，有20道题有显著性眼动差异（$p < 0.05$），每道题上的眼动差异个数见表5-3；62道题上的眼动特征差异情况如图5-6所示，横坐标代表62道题，纵坐标为眼动指标编号，蓝色小圆点表示在某道题某兴趣区对应的眼动指标上肯定回答和否定回答存在显著性差异（$p < 0.05$）。

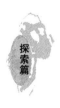

表5-3　同为肯定回答时正常组和抑郁障碍高危组逐题眼动差异指标个数

题目序号	1	2	6	8	9	11	12	16	17	22
差异个数（n）	3	3	1	7	3	1	12	7	7	4
题目序号	29	38	41	42	46	48	52	54	57	61
差异个数（n）	1	4	4	1	4	1	3	1	2	1

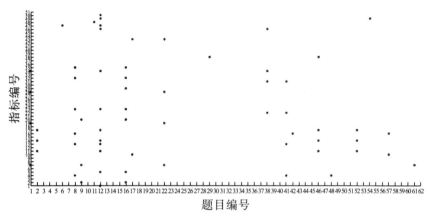

图5-6　同为肯定回答时正常组和抑郁障碍高危组逐题眼动差异情况

在正常组和抑郁障碍高危组肯定回答的眼动指标差异中，共提取 65 个有显著性差异的眼动指标，有48％的眼动差异在题干区域，有52％的眼动差异出现在"是"选项区域。逐题逐兴趣区眼动差异指标个数见图5-7。

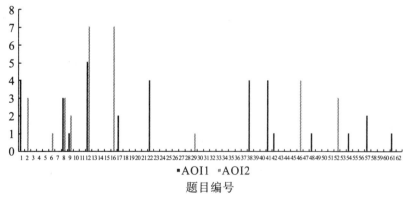

■AOI1　■AOI2
题目编号

图5-7　同为肯定回答时正常组和抑郁障碍高危组逐题逐兴趣区眼动差异指标个数

4. 同为否定回答时正常组和抑郁障碍高危组之间的眼动差异对比

在逐题对比正常组和抑郁障碍高危组否定回答时的眼动模式差异中，有29道题上有显著性眼动差异（$p < 0.05$），每道题上的眼动差异个数见表5-4；62道题上的眼动特征差异情况如图5-8所示，横坐标代表62道题，纵坐标为眼动

指标编号，蓝色小圆点表示在某道题某兴趣区对应的眼动指标上肯定回答和否定回答存在显著性差异（$p < 0.05$）。

表 5-4　同为否定回答时正常组和抑郁障碍高危组逐题眼动差异指标个数

题目序号	2	4	6	9	10	11	12	13	14	16	17	20	26	27	28
差异个数（n）	1	1	1	1	1	1	1	2	4	1	1	4	2	1	3
题目序号	29	32	33	36	37	39	44	46	48	52	53	55	59	62	
差异个数（n）	1	4	2	1	1	1	6	5	1	2	2	4	1		

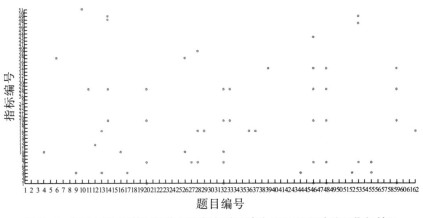

图 5-8　同为否定回答时正常组和抑郁障碍高危组逐题眼动差异指标情况

在抑郁障碍高危组和正常组否定回答的眼动指标差异中，共提取 60 个有显著性差异的眼动指标，有 91% 的眼动差异在题干区域，有 9% 的眼动差异出现在"是"选项区域，逐题逐兴趣区眼动差异指标个数见图 5-9。

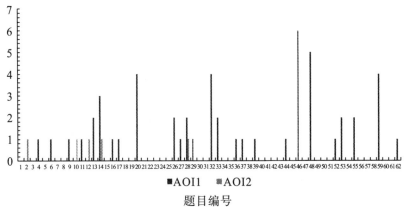

图 5-9　同为否定回答时正常组和抑郁障碍高危组逐题逐兴趣区眼动差异指标个数

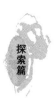

5. 肯定回答和否定回答之间眼动差异对比

以每道题肯定回答和否定回答为分类标签，对 17 类眼动指标进行分类，用 Matlab 对两组数据进行差异性比较，结果见表 5－5，有 57 道题间存在眼动指标的显著性差异，逐题逐兴趣区眼动差异个数如图 5－10 所示，横坐标代表 62 道题，纵坐标为眼动指标编号，蓝色小圆点表示在某道题某兴趣区对应的眼动指标上肯定回答和否定回答存在显著性差异（$p < 0.05$）。

表 5－5　肯定回答和否定回答逐题眼动差异指标个数

题目序号	1	2	3	4	5	6	7	8	9	10	11	12	13	14
差异个数（n）	33	14	16	24	17	27	14	25	15	13	15	13	19	27
题目序号	15	16	17	18	19	20	21	22	23	24	25	26	27	28
差异个数（n）	14	16	5	15	16	18	16	24	22	18	11	23	16	11
题目序号	29	30	31	32	33	34	35	36	37	38	39	40	41	42
差异个数（n）	13	24	15	4	2	1	2	0	21	0	9	11	1	6
题目序号	43	44	45	46	47	48	49	50	51	52	53	54	55	56
差异个数（n）	1	11	0	0	21	33	0	13	12	13	9	13	1	12
题目序号	57	58	59	60	61	62								
差异个数（n）	8	9	13	1	0	23								

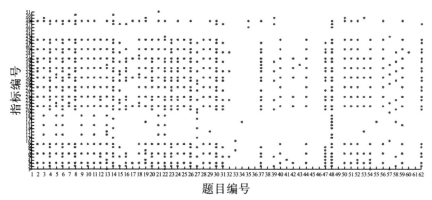

图 5－10　肯定回答和否定回答逐题眼动差异指标情况

在肯定回答和否定回答的眼动差异指标中，共提取 527 个有显著性差异的眼动指标，有 8％的眼动差异在题干区域，有 30％的眼动差异出现在"是"选项区域，有 62％的眼动差异出现在"否"选项区，逐题逐兴趣区眼动差异指标个数见图 5－11。

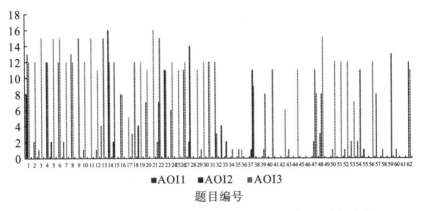

AOI1　■AOI2　■AOI3

题目编号

图 5-11　肯定回答和否定回答逐题逐兴趣区眼动差异指标个数

通过以上分析，我们发现，抑郁障碍高危组和正常组在肯定回答和否定回答时均有不同的眼动特征，但在同为肯定回答或同为否定回答的情况下，抑郁高危组和正常组的眼动差异大幅减少，说明在确定了肯定回答和否定回答的前提下，抑郁障碍高危组和正常组的眼动趋同。将以上各组散点图组合成三维图可以看出，无论是正常组肯定回答与否定回答之间的眼动差异，还是抑郁障碍高危组肯定回答与否定回答之间的眼动差异，都映射到不分人群的肯定回答与否定回答上（从重叠的项目序号上也可以看出）（见图 5-12）。由此可以推断，肯定回答和否定回答具有各自的眼动特征。对于同为肯定回答和同为否定回答时抑郁障碍高危组和正常组的眼动差异，笔者将结合具体的眼动指标进行分析，以寻找内在的规律。

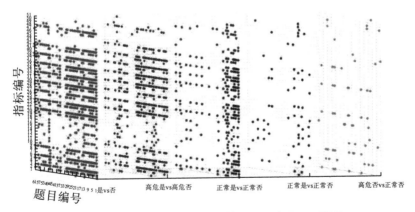

指标编号

题目编号

61 57 53 49 45 41 37 33 29 25 21 17 13 9 5 1 是vs否　　高危是vs高危否　　正常是vs正常否　　正常是vs正常否　　高危否vs正常否

图 5-12　肯定回答和否定回答逐题眼动差异三维图

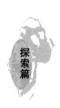

对 17 种眼动指标在 62 道题上逐题分析，共产生显著性差异眼动指标 799 个，由于每道题目的唯一性和被试者认知过程的复杂性，每道题上出现的有显著性眼动指标不尽相同，17 种眼动指标在 62 道题 3 个兴趣区内呈现的次数也不尽

相同，见表 5-6，眼动指标的含义见附录 6。

表 5-6　17 种眼动指标在 62 道题 3 个兴趣区中分别出现的次数（n）

兴趣区	1	2	3	4	5	6	7	8	9	10	11	12	13	14	15	16	17
AOI1	5	7	3	2	3	5	3	6	0	3	6	5	1	0	3	2	5
AOI2	22	22	15	4	4	4	21	23	15	21	23	22	17	15	0	11	2
AOI3	43	40	36	9	10	9	43	41	36	43	41	42	39	36	0	30	1
合计	70	69	54	15	17	18	67	70	51	67	70	69	57	51	3	43	8

（二）平均注视时长在肯定回答与否定回答时的分析

平均注视时长由每道题每个兴趣区总注视时长除以该兴趣区注视点个数所得，是一个被标准化的指标，不受项目长度等因素影响，在不逐题对照时有意义，反映被试者在某目标上平均注视持续时间，它可以为个人或群体确定一个衡量标准，作为基线测量进行对比。下面以平均注视时长为例进行心理意义的分析。

1. 抑郁障碍高危组肯定回答和否定回答时平均注视时长对比

在抑郁障碍高危组中，比较肯定回答和否定回答在 62 道题 AOI1 上的平均注视时长（见图 5-13），从图中可以看出，整体呈现出否定回答的平均注视时长大于肯定回答的平均注视时长。进一步分析呈现出显著性差异的项目（见表 5-7），有 5 道呈现出显著性差异，差异显示否定回答在 AOI1 上的平均注视时长均长于肯定回答（见图 5-14）。

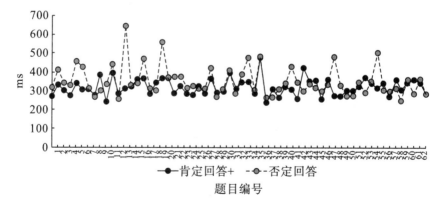

图 5-13　抑郁障碍高危组肯定回答和否定回答在 62 道题 AOI1 上平均注视时长对比

表 5-7　抑郁障碍高危组肯定回答和否定回答在 AOI1 上平均注视时长对比

项目序号	肯定回答（ms）	否定回答（ms）	Statistics-value	p
10	244.36±88.75	333.89±160.26	−2.05	<0.05
13	312.58±114.63	643.00±230.84	0.90	<0.01
41	258.00±49.42	346.72+139.49	−2.70	<0.01
47	276.77±99.47	482.29±198.98	0.69	<0.01
54	314.26±156.77	504.00±204.35	0.77	<0.05

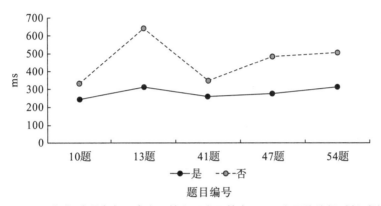

图 5-14　抑郁障碍高危组肯定回答和否定回答在 AOI1 上平均注视时长对比

2. 正常组肯定回答和否定回答时平均注视时长对比

在正常组中，比较肯定回答和否定回答在 62 道题 AOI1 上的平均注视时长（见图 5-15），除去 9 道全部否定回答的项目没有在图上显示，可看出否定回答和肯定回答的平均注视时长并未呈现同一趋势。进一步分析呈现出显著性差异的项目（见表 5-8），有 2 道呈现出显著性差异，差异同样也未呈现同一趋势。（见图 5-16）。

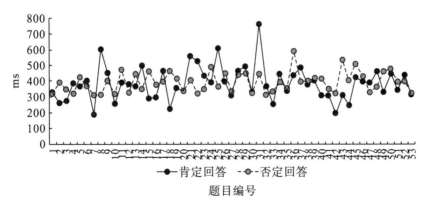

图 5-15　正常组肯定回答和否定回答在 62 道题 AOI1 上平均注视时长对比

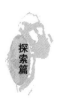

表5-8　正常组肯定回答和否定回答在 AOI1 上平均注视时长对比

项目序号	肯定回答（ms）	否定回答（ms）	Statistics-value	p
8	601.80±383.19	310.19±103.46	0.70	<0.01
52	309.00±158.83	530.13±629.36	0.58	<0.01

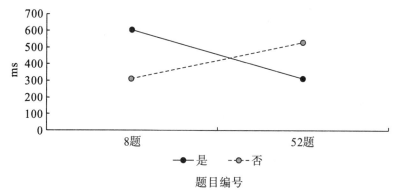

图5-16　正常组肯定回答和否定回答在 AOI1 上平均注视时长对比

3. 同为肯定回答时正常组和高危组之间平均注视时长对比

对比肯定回答时抑郁障碍高危组和正常组在 62 道题 AOI1 上平均注视时长（见图5-17），除去 9 道正常人全部否定回答的题没有在图上显示，整体呈现正常组做肯定回答时的平均注视时长长于抑郁障碍高危组的趋势。进一步分析呈现出显著性差异的项目（见表5-9），有 3 道呈现出显著性差异。差异结果显示，在肯定回答时，正常组比抑郁障碍高危组在 AOI1 上的平均注视时长长（见图5-18）。

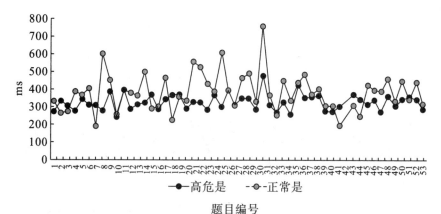

图5-17　肯定回答高危组和正常组在 62 道题 AOI1 上平均注视时长对比

表 5-9　肯定回答高危组和正常组在 AOI1 上平均注视时长对比

项目序号	高危组（ms）	正常组（ms）	Statistics-value	p
8	274.56±93.94	601.8±383.19	0.89	<0.01
41	258.00±49.42	335.17±70.75	−2.41	<0.05
48	271.8±113.41	307.00±59.76	0.47	<0.05

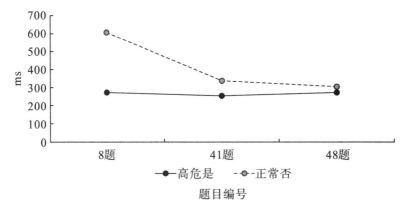

图 5-18　肯定回答高危组和正常组在 AOI1 上平均注视时长对比

4. 同为否定回答时正常组和高危组之间平均注视时长对比

对比否定回答时抑郁障碍高危组和正常组在 62 道题 AOI1 上的平均注视时长，整体呈现正常组做否定回答时的平均注视时长长于抑郁障碍高危组的趋势（见图 5-19）。进一步分析呈现出显著性差异的项目（见表 5-10），共 6 道呈现出显著性差异。差异显示，有 1 道项目上抑郁障碍高危组的平均注视时长长于正常组，其余项目均是正常组比抑郁障碍高危组在 AOI1 上的平均注视时长长（见图 5-20）。

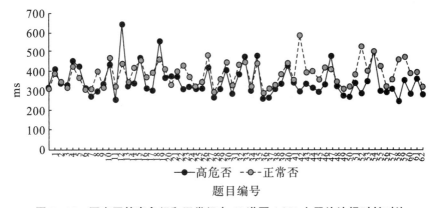

图 5-19　否定回答高危组和正常组在 62 道题 AOI1 上平均注视时长对比

141

表 5—10　否定回答高危组和正常组在 AOI1 上平均注视时长对比

项目序号	高危组（ms）	正常组（ms）	Statistics-value	p
9	300.05±100.35	401.19±146.09	0.56	<0.01
13	643.00±230.08	440.90±249.47	−0.70	<0.05
17	313.27±188.34	375.13±198.39	0.39	<0.05
44	318.43±77.38	402.04±161.30	0.61	<0.05
52	289.00±133.02	530.13±629.37	0.54	<0.05
55	302.67±63.11	430.14±200.33	−2.51	<0.05

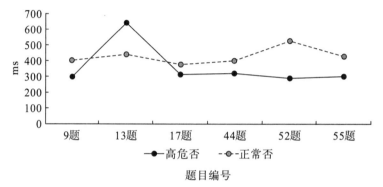

图 5—20　否定回答高危组和正常组在 AOI1 上平均注视时长对比

5. 肯定回答组和否定回答组之间平均注视时长对比

对比全部被试者在肯定回答和否定回答 62 道题 AOI1 上的平均注视时长（见图 5—21），整体呈现否定回答比肯定回答平均注视时间长的趋势，进一步分析呈现出显著性差异的项目（见表 5—11），共 7 道题呈现出显著性差异。差异显示，否定回答在 AOI1 上的平均注视时长均长于肯定回答（见图 5—22），并且这 7 道题与抑郁障碍高危组和正常组肯定作答和否定作答的项目相重叠。

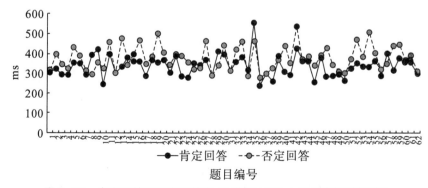

图 5—21　肯定回答和否定回答在 62 道题 AOI1 上平均注视时长对比

表 5-11　肯定回答和否定回答在 AOI1 上平均注视时长对比

项目序号	肯定回答组（ms）	否定回答组（ms）	Statistics-value	p
13	331.86±222.64	474.58±253.45	0.51	<0.01
17	354.75±261.78	499.51±343.75	0.44	<0.05
41	291.07±69.36	351.11±155.99	-2.14	<0.05
47	284.71±109.46	427.44±259.46	0.40	<0.01
48	287.12±94.46	341.77±259.50	0.38	<0.01
52	350.29±171.39	469.84±555.99	0.35	<0.05
54	332.25± 52.87	507.03±288.27	-3.11	<0.01

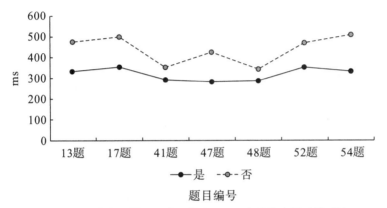

图 5-22　肯定回答和否定回答在 AOI1 上平均注视时长对比

从以上结果可以看出，无论是区分人群还是不区分人群，肯定回答和否定回答在项目 AOI1 上的平均注视时长均有显著性差异，并且在同为肯定回答或同为否定回答的时候，抑郁障碍高危组和正常组也有一定规律可循，均是正常组的平均注视时长长于抑郁障碍高危组的平均注视时长，趋于同向，故从平均注视时长的角度再次证明，在不区分人群的前提下，肯定回答和否定回答具有各自的眼动差异。

（三）肯定回答和否定回答识别分类准确率

从肯定回答和否定回答之间眼动指标的对比可以发现，每道题的肯定回答和否定回答都具有其各自的眼动模式。从分析结果可以看出，即便是显著性差异出现较多的平均注视时长，也不是在每道题目上都存在显著性差异，所以在逐题探讨肯定回答和否定回答的眼动识别模式时，还应该将有差异的眼动特征全部纳入其中，以便提高识别率。基于以上假设，笔者采用随机森林算法对肯定回答和否定回答进行识别。

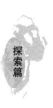

识别抑郁，为心灵撑伞

考虑到样本集的规模有限，本文采用分层交叉验证的方法对模型进行评价，评价指标包括准确率（Accuracy）、精确率（Precision）、召回率（Recall）、F1-score 和 AUC。准确率是对分类器在整体数据上的评价指标；精确率是对分类器在预测为阳性的数据上的评价指标；召回率是对分类器在整个阳性数据上的评价指标；假阳率是对分类器在整个阴性数据上的评价指标；AUC 是 ROC 右下角的面积，AUC 面积越大，表示分类器的性能越好。逐题的分类结果见表 5-12。62 道题平均识别准确率可达 82%。逐题的 ROC 曲线图以前 4 道项目为例进行展示（见图 5-23～图 5-26）。

表 5-12　随机森林模型的分层交叉验证结果（%）

题号	准确率	精确率	召回率	F1-score	AUC
1	0.88	0.83	0.83	0.83	0.91
2	0.83	0.86	0.67	0.75	0.79
3	0.90	0.83	0.45	0.59	0.88
4	0.88	0.94	0.68	0.79	0.90
5	0.91	0.91	1.00	0.95	0.92
6	0.84	0.92	0.82	0.87	0.84
7	0.83	0.86	0.35	0.50	0.59
8	0.90	0.89	0.57	0.70	0.83
9	0.74	0.71	0.67	0.69	0.70
10	0.90	0.90	0.60	0.72	0.87
11	0.83	0.75	0.75	0.75	0.87
12	0.75	0.50	0.18	0.26	0.58
13	0.86	0.86	0.93	0.89	0.86
14	0.88	0.90	0.56	0.69	0.82
15	0.86	0.86	0.40	0.55	0.71
16	0.81	0.92	0.50	0.65	0.66
17	0.90	1.00	0.36	0.53	0.63
18	0.84	0.83	0.86	0.85	0.79
19	0.87	1.00	0.25	0.40	0.82
20	0.80	0.90	0.41	0.56	0.69
21	0.80	0.82	0.89	0.86	0.77
22	0.83	0.85	0.73	0.79	0.82
23	0.94	1.00	0.60	0.75	0.78

题号	准确率	精确率	召回率	F1-score	AUC
24	0.88	0.80	0.36	0.50	0.74
25	0.91	1.00	0.25	0.40	0.70
26	0.72	0.74	0.71	0.72	0.75
27	0.83	0.71	0.33	0.45	0.67
28	0.87	0.83	0.38	0.53	0.75
29	0.81	0.80	0.55	0.65	0.80
30	0.80	0.78	0.83	0.81	0.82
31	0.83	0.80	0.27	0.40	0.70
32	0.86	1.00	0.17	0.29	0.59
33	0.74	0.63	0.68	0.65	0.75
34	0.77	1.00	0.06	0.11	0.55
35	0.86	0.67	0.18	0.29	0.51
37	0.77	0.84	0.64	0.72	0.77
38	0.68	0.67	0.82	0.74	0.58
39	0.97	0.00	0.00	0.00	0.70
40	0.88	1.00	0.20	0.33	0.81
41	0.83	1.00	0.14	0.25	0.70
42	0.78	0.77	0.74	0.75	0.80
43	0.87	0.80	0.33	0.47	0.69
44	0.70	0.64	0.85	0.73	0.69
45	0.81	1.00	0.13	0.24	0.60
46	0.62	0.70	0.41	0.52	0.56
47	0.72	0.72	0.74	0.73	0.69
48	0.74	0.78	0.74	0.76	0.70
49	0.96	0.00	0.00	0.00	0.32
50	0.96	0.00	0.00	0.00	0.86
51	0.78	0.60	0.19	0.29	0.52
52	0.75	0.75	0.81	0.78	0.76
53	0.88	0.80	0.36	0.50	0.50
54	0.77	0.79	0.75	0.77	0.73
55	0.64	0.67	0.81	0.73	0.52

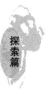

探索篇

识别抑郁，为心灵撑伞

续表

题号	准确率	精确率	召回率	F1-score	AUC
56	0.74	0.65	0.60	0.63	0.74
57	0.72	0.73	0.83	0.78	0.74
58	0.86	0.85	0.98	0.91	0.73
59	0.75	0.73	0.83	0.78	0.73
60	0.71	0.86	0.24	0.38	0.55
61	0.70	0.53	0.36	0.43	0.68
62	0.80	0.87	0.79	0.83	0.80
平均	0.82	0.78	0.53	0.59	0.72

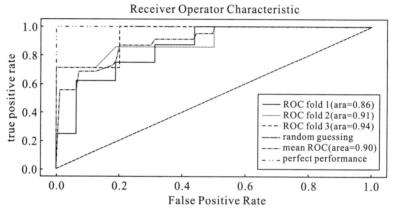

图5-23 项目1ROC曲线图

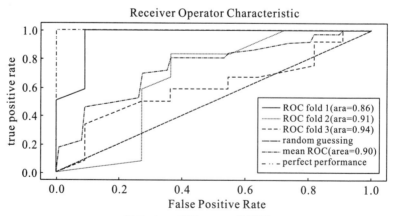

图5-24 项目2ROC曲线图

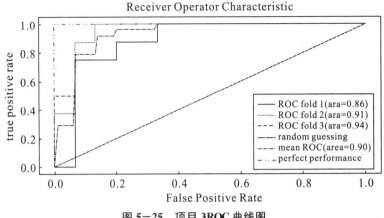

图 5—25 项目 3ROC 曲线图

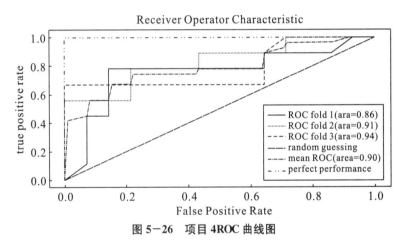

图 5—26 项目 4ROC 曲线图

（四）抑郁障碍高危人群和正常人群的识别建模

通过以上实验，我们得到了用眼动指标判别被试者逐题肯定回答和否定回答的识别器，这为以"逐题应答眼动特征识别器"构建模型，直接利用眼动模式倾向性判别抑郁障碍高危人群奠定了基础。

本部分采用被试者"逐题应答模式"进行抑郁障碍高危人群的识别，构建基于应答模式识别抑郁障碍高危人群的模型。这种模型的输入既可以是通过眼动模式识别出的答案，也可以是被试者直接作答量表的答案。在构建模型过程中，以金标准输入构建的模型参数最优。在本实验中，我们以量表和结构式访谈评估的结果为金标准，即以量表和结构式访谈判别出的抑郁障碍高危人群为真阳性，以量表和结构式访谈判别出的正常人群为真阴性，用支持向量机（Support Vector Machine，SVM）开发判别抑郁障碍高危人群的模型。支持向量机（Support Vector Machine，SVM）是一种二类分类模型，其基本模型定义为特征空间上

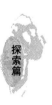

的间隔最大的线性分类器，其学习策略便是间隔最大化，最终可转化为一个凸二次规划问题的求解，结合核函数的应用，则实质上是非线性分类器。其计算的复杂性取决于支持向量的数目，而不是样本空间的维数，支持向量机由少数支持向量决定最终结果，对异常值不敏感，易于抓住关键样本、"剔除"大量冗余样本。该方法不但算法简单，而且具有较好的"鲁棒性"，SVM 的这些优点使其非常适合用于小样本数据的分类学习。

建模步骤如下。第一步，以金标准进行模型构建。根据量表和结构式访谈结果将数据分成抑郁障碍高危个体（真阳性）和正常个体（真阴性），而后将真阳性组与真阴性组纳入机器学习模块，使用留一交叉验证法策略开展机器学习训练和分类，以上分组均以"样本数×项目数"形成矩阵，导入 Matlab 进行训练。训练模块采用线性核函数支持向量机对数据进行有监督的分类训练，采用留一交叉法的策略寻找最佳模型。本书的输入为：真阳性样本（33×62），真阴性样本（36×62），采取以上算法得出最佳模型，参数见表 5-13。从结果看出，该模型对阴性（正常人群）的识别率可达 97.20%，对阳性（抑郁障碍高危人群）的识别率可达 100%，整体的准确率可达 98.60%，建模效果几乎接近金标准。

表 5-13　留一交叉法验证结果（%）

准确率	阴性准确率	阳性准确率
98.60	97.20	100.00

第二步，模型建成后，就可以对新的测试集进行分类识别。我们将"逐题应答眼动特征识别器"输出结果作为输入，进行人群的分类识别。用"逐题应答眼动特征识别器"识别的答案组成测试集，将其放入训练好的模型中进行拟合测试验证。最终得到基于"逐题应答眼动特征识别器"的抑郁障碍高危人群判别，该模型对人群的识别准确率可达 88.40%，见表 5-14。

表 5-14　测试集留一交叉法验证结果（%）

准确率	阴性准确率	阳性准确率
88.40	94.40	81.80

第三步，优化模型，抽取眼动指标识别率较高的题目，依此方法建立更加精确的识别模型，以提升人群识别率。

三、讨论

本部分研究从作答选项的角度对数据进行重新分组，探索肯定回答与否定回答的眼动特征，通过"逐题应答眼动特征识别器"判别抑郁障碍高危人群。在数据分析过程中，因为每道题内容均不一样，每个人在62道题上的作答也不一样，每道题上肯定回答和否定回答的总体人群也不一样，因此无法确定哪种眼动指标会在组间差异上较为敏感，所以不仅将平均注视时长、注视点个数等常用的眼动指标纳入分析，还将扫视时长、最大扫视速度等共17种眼动指标全部入组进行分析，探索逐题产生肯定回答与否定回答分类器的可能性。

（一）对肯定回答和否定回答眼动指标的讨论

通过对17种眼动指标逐题的整体分析发现，抑郁障碍高危人群和正常人群在肯定回答和否定回答时均呈现各自的眼动特征；但是在同为肯定回答或同为否定回答的情况下，抑郁障碍高危人群和正常人群的眼动特征差异却大幅减少，这说明在确定了肯定回答和否定回答的前提下，抑郁障碍高危人群和正常人群的眼动特征有趋于同质的特点。由此可以推断，在不区分人群的情况下，肯定回答和否定回答具备各自的眼动特征。

通过逐题的散点图可以看出，每道题上呈现的有显著差异性的眼动指标不尽相同。上文提到，不同的眼动指标在不同的认知过程中有具体的意义，如总注视时长对阅读中较慢和较长的认知加工更为敏感，首次注视时长能反映词汇通达的早期阶段，平均注视时长反应阅读加工的整体情况，注视次数反映阅读材料的认知加工负荷，扫视的意义是在尽可能短的时间内，将周边视靶影象移至中央，即再固视。平均注视时长为每道题每个兴趣区总注视时长除以该兴趣区注视点个数所得，是一个被标准化的指标，不受项目长度等因素影响，在不逐题对照时有意义，反映被试者在某目标上平均注视持续时间，它可以为个人或群体确定一个衡量标准，作为基线测量进行对比，所以以平均注视时长为例进行心理意义的分析。实验结果显示，对于抑郁障碍高危人群而言，在有显著性差异的项目上，否定回答在AOI1上平均注视时长高于肯定回答组，且没有显著性差异的项目也整体呈现出否定回答平均注视时长长的趋势，提示抑郁障碍高危人群在做否定回答时比作肯定回答时阅读题目更耗费认知。这与否定加工的图式+标签模式的相关研究一致，该理论认为被否定的信息首先需要得到加工，否定的标签与被否定信息的融合要在其后进行，并且是否融合还要受到诸如被试者的情绪状态、认知特点以及记忆系统或态度系统的影响，否定是以时间耗费为表征的具体认知过程。Mayo、Schul和Burnstein等人的研究中得出相似结论，对肯定陈述句的一致性判别比不一致性判别反应要快，因为否定回答与抑郁障碍高危人群的认知不一致，所以抑郁障碍高危人群在否定回答时在AOI1上表现出较长的平均注视时长。正常人群因实际情绪状态与题目描述不相符，应该在肯定回答选项上平均注视时长长，但是在正常人群肯定回答和否定回答选项上，并未呈现一致性规律，这与实际情况相符，因为从量表得分的角度进行筛查，总得分未达到一定的标准，但并不意味着每道题均不得分，且每个人得分的选项也不一致，故存在交互效应，使得眼动特征未呈现出稳定趋势。

此外，虽然通过整体分析可以看出，在同为肯定和同为否定的项目上，抑郁障碍高危人群和正常人群有显著性差异的眼动指标大大减少，但是差异仍然存在，上述研究结果显示，正常人肯定回答和否定回答时在 AOI1 上的平均注视时长均显著长于抑郁障碍高危人群，这个结果再次证明，在不区分人群的情况下，肯定回答和否定回答存在各自的眼动模式。这也符合我们的认知，抑郁障碍高危人群因一贯具有项目中描述的情况，从而能够很快做出判断，但正常人由于对项目中描述的情况不具有一惯性，会在阅读或作答时进行自我评估。

（二）从眼动指标差异的角度对量表项目的讨论

逐题分析 17 种眼动指标的差异情况，正常人群在 27 道项目上的肯定回答和否定回答有显著性眼动差异，抑郁障碍高危人群在 45 道题上的肯定回答和否定回答间存在显著性眼动差异，从眼动指标的角度证明了这些题具有较好的区分度。

在不分人群的情况下，分析肯定回答与否定回答间存在差异的情况，有 57 道题均存在眼动指标的显著性差异，再次从眼动指标的角度说明量表中项目的区分度较好。上文提到过，当人们捕捉到与自我相关的信息时，会呈现特异的眼动指标，如抑郁障碍人群对消极的词汇有特异的眼动指标。量表是两级计分，回答"是"即代表自己符合项目中描述的中心特质，描绘此特质的词汇会引起测试者的注意和认知，从而在眼动上有所体现。所以从题目文字表述的角度来看，没有显著性眼动差异的项目，可能是因为项目的表面效度不高，词汇使用不能引发特定的眼动特征，该结果提示我们在量表与眼动融合筛查时，表面效度高的题目对眼动指标的启动效应好。

通过以上探讨再次证明编制的抑郁障碍高危人群筛查量表具有较好的效度，且较为适合与眼动相结合。

（三）对肯定回答和否定回答识别率及融合模式的讨论

通过以上分析，笔者验证了本实验的最初假设，即可以提炼出逐题肯定回答和否定回答的眼动模式。基于以上假设采用随机森林算法对肯定回答和否定回答进行识别。从分析结果可以看出，即便是显著性差异逐题出现较多的平均注视时长，也不是在每道题目上都存在显著性差异，所以在逐题探讨肯定回答和否定回答的眼动模式识别时，还应该将有差异的眼动特征全部纳入，以便提高识别率。

从结果来看，逐题肯定回答和否定回答的平均识别率可以达到 80％，为

"自评+眼动"融合筛查抑郁障碍高危人群奠定了基础。得到以"逐题应答眼动特征识别器"可以改变我们以往靠量表作答计分筛查抑郁障碍高危人群的传统判别方式。实验中构建了以"逐题应答眼动特征识别器"筛查抑郁障碍高危人群的模型，模型的准确率可达 98.6%，说明该模型具有良好的效度。用 2.3 中生成的"逐题应答眼动特征识别器"对 69 名被试者逐题回答的眼动特征进行肯定回答或否定回答的识别，用识别的答案组成测试集，将其放入训练好的模型中进行拟合测试验证，该模型对人群的识别准确率可达 88.4%，证明了该种方法的应用价值。

提高篇结合应答过程的不同认知过程，分别探讨了 3 种"自评+眼动"融合筛查抑郁障碍高危人群的模式。各种融合模式中认知过程对应的眼动特征对人群的识别率在小样本的前提下均可达到 80.0% 左右，其中以肯定回答和否定回答产生"逐题应答眼动特征识别器"建模对人群的识别率最高，可达 88.4%，体现出了眼动特征的应用价值。

本研究的目的并不是单纯地用眼动指标进行人群分类，而是为了解决自陈式量表因作答动机、社会赞许性等产生反应偏差的问题，所以融合模式的核心是分别取量表应答和各种认知过程中眼动特征的交集（见图 5-27），区分真阳性、真阴性、假阳性、假阴性（见图 5-28），以达到精确筛查人群的目的，减少筛查过程中假阴性人群的遗漏和假阳性人群的误判给专家访谈环节增添的工作压力。

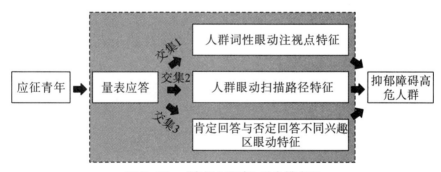

图 5-27　"自评+眼动"融合模式图

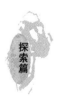

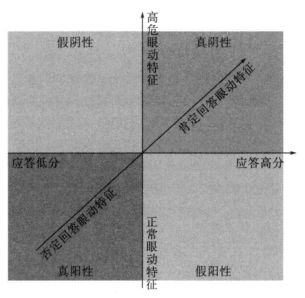

图 5-28 "自评+眼动"融合精确筛查抑郁障碍高危人群示意图

在本研究中，之所以分别取不同认知阶段的眼动特征进行融合，是为了弥补每种认知过程中眼动特征均无法达到 100.00% 人群识别率的缺陷。在量表应答与不同认知阶段眼动特征的融合交集基础上再取并集，以实现给自评量表增加一个维度共同确定抑郁障碍高危人群的目标。

参考文献

[1] 苗丹民，保宏翔. 对精神障碍高危人群界定的认识[EB/OL]. http://www.zgkjxww.com.

[2] 陈晨. 精神分裂症及其高危人群人格自评量表的眼动研究 [D]. 西安：空军军医大学，2019.

[3] Huang Y，Wang Y，Wang H，et al. Prevalence of mental disorders in China：a cross-sectional epidemiological study [J]. The Lancet Psychiatry，2019，6（3）：211−224.

[4] 刘庆英，冯正直. 抑郁障碍的整合情绪记忆模型述评 [J]. 心理科学进展，2009，17（5）：938−943.

[5] Simon G E，Savarino J. Suicide attempts among patients starting depression treatment with medications or psychotherapy. [J]. American Journal of Psychiatry，2007，164（7）：1029−1034.

[6] Mcgirr A，Renaud J，Seguin M，et al. Course of major depressive disorder and suicide outcome：A psychological autopsy study [J]. Journal of Clinical Psychiatry，2008，69（6）：966−970.

[7] Scott W，Woods，Jean，et al. Validity of the prodromal risk syndrome for first psychosis：findings from the North American Prodrome Longitudinal Study. [J]. Schizophrenia Bulletin，2009，35（5）：894−908.

[8] 许委娟. 抑郁障碍的流行病学及治疗学研究新进展（附病例报告一例）[D]. 杭州：浙江大学，2007.

[9] 甘丽英. 中国军人抑郁的流行病学特征及危险因素横断面研究 [D]. 重庆：第三军医大学，2013.

[10] Phillips M R，Zhang J，Shi Q，et al. Prevalence，treatment，and associated disability of mental disorders in four provinces in China during 2001−05：an epidemiological survey [J]. Lancet，2009，373（9680）：2041−2053.

[11] 李敏. 投射技术对重度抑郁患者咨询效果分析 [D]. 济南：山东师范大学，2009.

［12］石向群，陈兴洲，杨金升，等. 快速反应部队士兵抑郁及相关因素的调查［J］. 南京军医学院学报，2000（03）：170－172.

［13］徐津，彭丽，沈兴华. 海军某舰艇部队军人抑郁状况及其影响因素［J］. 职业与健康，2017，33（01）：23－26.

［14］赵玉丞，沈兴华，常艺凡，等. 信息化部队军人抑郁障碍状的现状及影响因素［J］. 解放军预防医学杂志，2016，34（06）：831－834.

［15］刘建斌，叶兰仙，郭坚. 作战部队基层官兵焦虑、抑郁情绪测查分析与干预研究［J］. 中国实用医药，2008（06）：11－13.

附　　录

附录 1：

抑郁障碍高危人群状态筛查量表 1－9 个维度探索性因子分析的编程计算：

```
DATA：FILE IS E：\ 中期答辩数据处理 \ S45. dat；
        VARIABLE：NAMES ARE x1－x45；
        USEVARIABLES ARE x1－x45；
     CATEGORICAL＝x1－x45；
        ANALYSIS：
          ROTATION＝GEOMIN(oblique)；
          ESTIMATOR＝WLSMV；
          TYPE＝EFA 1 9；
            OUTPUT：STANDARDIZED MOD；
```

附录 2：

抑郁障碍高危人群特质筛查量表 1－7 个维度探索性因子分析的编程计算：

```
DATA：FILE IS E：\ 中期答辩数据处理 \ T69. dat；
        VARIABLE：NAMES ARE x1－x69；
        USEVARIABLES ARE x1－x69；
     CATEGORICAL＝x1－x69；
        ANALYSIS：
          ROTATION＝GEOMIN(oblique)；
          ESTIMATOR＝WLSMV；
          TYPE＝EFA 1 7；
            OUTPUT：STANDARDIZED MOD；
```

附录 3：

```
DATA：FILE IS E：\ 中期答辩数据处理 \ 确定版数据 \ S40. dat；
VARIABLE：NAMES ARE x1－x40；
          USEVARIABLES ARE x1－x40；
        CATEGORICAL＝x1－x40；
          ANALYSIS：
            ROTATION＝GEOMIN(oblique)；
            ESTIMATOR＝WLSMV；
            MODEL：F1－F8 BY x1－x40(*1)；
OUTPUT：STANDARDIZED MOD；
```

附录 4：

```
DATA：FILE IS E：\ 中期答辩数据处理 \ 确定版数据 \ S62. dat；
VARIABLE：NAMES ARE x1－x62；
          USEVARIABLES ARE x1－x62；
        CATEGORICAL＝x1－x62；
          ANALYSIS：
            ROTATION＝GEOMIN(oblique)；
            ESTIMATOR＝WLSMV；
            MODEL：F1－F5 BY x1－x62(*1)；
            OUTPUT：STANDARDIZED MOD；
```

附录 5：

抑郁障碍高危人群和正常人群进行独立样本 T 检验程序：

```
function[result]＝test2(x,y,alpha)
％检验正态分布
[hx,px]＝lillietest(x)；
[hy,py]＝lillietest(y)；
if any([hx,hy])
    ％不符合正态分布
  [h,p,ks2stat]＝kstest2(x,y,alpha)；
```

```
%        disp(['K-S test:]')
%        disp(['p=' num2str(p)]);
%        disp(['k=' num2str(ks2stat)]);
    if(h)
        result=1;
    else
        result=0;
    end
else
    %检验方差齐性
    [h,p]=vartest2(x,y);
    if(h)
        %disp('no qi')
        [h,p,ci,stats]=ttest2(x,y,alpha,'both','unequal');
    else
%        disp('qi')
%        disp('the result of t test');
        [h,p,ci,stats]=ttest2(x,y,alpha,'both','equal');
    end
    if(h)
      %disp('两样本来自不同分布')
        result=1;
    else
      %disp('两均值来自同一分布');
        result=0;
    end
end
end
```

附录6：

眼动指标类别	眼动指标编号	眼动指标名称
1	1	Total_duration_of_fixation. 1
	2	Total_duration_of_fixation. 2
	3	Total_duration_of_fixation. 3
2	4	Average_duration_of_fixations. 1
	5	Average_duration_of_fixations. 2
	6	Average_duration_of_fixations. 3
3	7	Number_of_fixations. 1
	8	Number_of_fixations. 2
	9	Number_of_fixations. 3
4	10	Total_duration_of_whole_fixations. 1
	11	Total_duration_of_whole_fixations. 2
	12	Total_duration_of_whole_fixations. 3
5	13	Average_duration_of_whole_fixations. 1
	14	Average_duration_of_whole_fixations. 2
	15	Average_duration_of_whole_fixations. 3
6	16	Duration_of_first_whole_fixation. 1
	17	Duration_of_first_whole_fixation. 2
	18	Duration_of_first_whole_fixation. 3
7	19	Total_duration_of_Visit. 1
	20	Total_duration_of_Visit. 2
	21	Total_duration_of_Visit. 3
8	22	Average_duration_of_Visit. 1
	23	Average_duration_of_Visit. 2
	24	Average_duration_of_Visit. 3
9	25	Number_of_Visits. 1
	26	Number_of_Visits. 2
	27	Number_of_Visits. 3

眼动指标类别	眼动指标编号	眼动指标名称
10	28	Total_duration_of_Glances. 1
	29	Total_duration_of_Glances. 2
	30	Total_duration_of_Glances. 3
11	31	Average_duration_of_Glances. 1
	32	Average_duration_of_Glances. 2
	33	Average_duration_of_Glances. 3
12	34	Maximum_duration_of_Glances. 1
	35	Maxim um_duration_of_Glances. 2
	36	Maximum_duration_of_Glances. 3
13	37	Minimum_duration_of_Glances. 1
	38	Minimum_duration_of_Glances. 2
	39	Minimum_duration_of_Glances. 3
14	40	Number_of_Glances. 1
	41	Number_of_Glances. 2
	42	Number_of_Glances. 3
15	43	Number_of_saccades_in_AOI. 1
	44	Number_of_saccades_in_AOI. 2
	45	Number_of_saccades_in_AOI. 3
16	46	Peak_velocity_of_entry_saccade1
	47	Peak_velocity_of_entry_saccade. 2
	48	Peak_velocity_of_entry_saccade. 3
17	49	Peak_velocity_of_exit_saccade. 1
	50	Peak_velocity_of_exit_saccade. 2
	51	Peak_velocity_of_exit_saccade. 3

附录 7：

抑郁障碍高危人群肯定回答与否定回答逐题各眼动指标的 p 值

眼动指标	题目序号												
	1	2	3	4	6	8	9	10	11	12	13	14	15
1	0.13	0.12	0.65	0.93	0.13	0.55	0.59	0.06	0.18	0.79	0.17	0.79	0.76
2	0.07	0.83	0.96	0.04	0.41	0.33	0.09	0.53	0.33	0.96	0.76	0.00	0.01
3	0.03	0.01	0.00	0.03	0.01	0.00	0.00	0.05	0.07	0.01	0.06	0.00	0.26
4	0.24	0.42	0.67	0.87	0.19	0.91	0.13	0.05	0.63	0.30	0.00	0.79	0.72
5	0.07	0.18	1.00	0.04	0.97	0.38	0.09	0.68	0.98	0.44	0.81	0.00	0.02
6	0.07	0.01	0.00	0.03	0.00	0.00	0.00	0.05	0.07	0.00	0.03	0.00	0.26
7	0.38	0.83	0.52	0.92	0.41	0.74	0.70	0.98	0.16	1.00	0.81	0.31	0.81
8	0.23	0.96	1.00	0.05	0.97	0.11	0.20	0.62	0.56	0.66	0.86	0.00	0.03
9	0.07	0.01	0.05	0.03	0.07	0.00	0.01	0.05	0.07	0.07	0.23	0.00	0.30
10	0.36	0.33	0.95	0.51	0.29	0.86	0.20	0.14	0.92	0.44	0.76	0.11	0.65
11	0.13	0.66	0.42	0.99	0.91	1.00	0.17	0.93	0.66	0.87	1.00	0.03	0.20
12	0.79	0.96	0.10	0.87	0.09	0.97	0.15	0.99	0.60	0.03	0.95	0.95	0.96
13	0.89	0.48	0.52	0.80	0.73	0.21	0.19	0.04	0.81	0.62	0.22	0.23	0.33
14	0.13	0.66	0.42	0.84	0.77	1.00	0.17	0.93	0.99	0.87	1.00	0.03	0.20
15	0.95	0.96	0.10	0.97	0.05	0.97	0.15	0.99	0.60	0.03	0.95	0.95	1.00
16	0.54	0.78	0.50	0.60	0.81	0.55	0.06	0.58	0.83	0.82	0.00	0.69	0.10
17	0.13	0.85	0.42	0.84	0.77	1.00	0.17	0.93	0.53	0.87	1.00	0.03	0.20
18	1.00	0.96	0.10	0.97	0.05	0.97	0.15	0.99	0.36	0.03	0.95	0.95	1.00
19	0.06	0.21	0.65	0.82	0.18	0.49	0.30	0.06	0.18	0.82	0.22	0.95	0.30
20	0.07	0.83	0.96	0.04	0.41	0.33	0.09	0.53	0.33	0.96	0.76	0.00	0.01
21	0.03	0.01	0.00	0.03	0.01	0.00	0.00	0.05	0.07	0.01	0.06	0.00	0.26
22	0.79	0.94	0.82	0.75	0.40	0.74	0.81	0.17	0.87	0.97	0.07	0.58	0.01
23	0.03	0.18	1.00	0.04	0.97	0.38	0.11	0.68	0.81	0.51	0.55	0.00	0.02
24	0.01	0.01	0.00	0.03	0.00	0.00	0.00	0.05	0.07	0.00	0.03	0.00	0.26
25	0.79	0.87	0.84	0.68	1.00	0.21	0.43	1.00	0.38	1.00	1.00	0.79	0.81

眼动指标	题目序号												
	1	2	3	4	6	8	9	10	11	12	13	14	15
26	0.23	0.96	1.00	0.05	0.97	0.11	0.20	0.68	0.98	0.90	0.86	0.00	0.09
27	0.07	0.01	0.05	0.03	0.07	0.00	0.01	0.05	0.07	0.07	0.23	0.00	0.30
28	0.06	0.21	0.37	0.82	0.07	0.49	0.30	0.06	0.18	0.82	0.21	0.79	0.30
29	0.07	0.64	0.99	0.04	0.41	0.33	0.09	0.23	0.33	1.00	0.76	0.00	0.01
30	0.03	0.01	0.00	0.03	0.01	0.00	0.00	0.05	0.03	0.01	0.06	0.00	0.13
31	0.79	0.92	0.82	0.75	0.38	0.74	0.82	0.17	0.87	0.97	0.07	0.58	0.01
32	0.03	0.10	1.00	0.04	0.97	0.38	0.11	0.23	0.84	0.69	0.58	0.00	0.02
33	0.01	0.01	0.00	0.03	0.00	0.00	0.00	0.05	0.03	0.00	0.03	0.00	0.13
34	0.14	0.50	0.65	0.75	0.07	0.44	0.54	0.06	0.36	0.84	0.27	0.95	0.59
35	0.03	0.12	1.00	0.04	0.97	0.38	0.09	0.23	0.44	0.92	0.81	0.00	0.02
36	0.03	0.01	0.00	0.03	0.00	0.00	0.00	0.05	0.03	0.00	0.04	0.00	0.13
37	0.57	0.85	0.22	0.90	0.44	0.15	0.20	0.09	0.98	0.69	0.44	0.23	0.05
38	0.57	0.30	0.74	0.01	0.43	0.38	0.05	0.68	0.68	0.68	0.36	0.00	0.07
39	0.03	0.01	0.00	0.01	0.02	0.00	0.00	0.05	0.04	0.01	0.03	0.00	0.11
40	0.79	0.87	0.84	0.68	1.00	0.21	0.43	1.00	0.38	1.00	1.00	0.79	0.81
41	0.23	0.96	1.00	0.05	0.97	0.11	0.20	0.68	0.98	0.90	0.86	0.00	0.09
42	0.07	0.01	0.05	0.03	0.07	0.00	0.01	0.05	0.07	0.07	0.23	0.00	0.30
43	0.39	1.00	1.00	0.99	0.29	0.99	0.54	1.00	0.24	0.87	0.93	0.65	0.96
44	1.00	1.00	1.00	1.00	1.00	1.00	1.00	1.00	0.98	1.00	1.00	1.00	0.86
45	0.95	1.00	1.00	1.00	1.00	1.00	1.00	1.00	1.00	1.00	0.95	1.00	1.00
46	0.95	0.82	0.52	0.93	0.10	0.80	0.13	0.69	0.91	0.75	0.06	0.23	1.00
47	0.23	0.46	1.00	0.09	0.91	0.21	0.26	0.71	0.28	0.87	0.99	0.07	0.05
48	0.23	0.05	0.15	0.01	0.02	0.13	0.15	0.23	0.36	0.77	0.32	0.01	0.20
49	0.57	0.83	0.15	0.97	0.89	0.80	0.03	0.69	0.07	0.87	0.49	0.95	0.54
50	0.95	0.82	0.24	0.23	0.56	0.33	0.07	1.00	0.71	0.75	0.64	0.07	0.70
51	0.79	0.82	0.84	0.62	0.87	0.25	0.30	1.00	0.95	0.35	0.95	0.79	0.99

注：$p < 0.05$ 为差异性显著。

眼动 指标	题目序号												
	16	17	18	19	21	22	23	24	26	27	28	29	30
1	0.44	0.04	0.71	0.95	0.32	0.51	0.94	0.25	0.16	0.75	0.73	0.09	0.29
2	0.87	1.00	0.99	0.79	0.95	0.07	0.04	0.03	0.76	0.03	0.84	0.03	0.00
3	0.00	0.04	0.04	0.01	0.00	0.00	0.03	0.01	0.03	0.96	0.01	0.01	0.03
4	0.23	0.09	0.34	0.23	0.34	0.28	0.50	0.30	0.50	0.46	0.47	0.74	0.58
5	0.64	0.59	0.08	0.57	0.86	0.13	0.04	0.07	0.84	0.07	0.94	0.03	0.00
6	0.00	0.12	0.03	0.01	0.00	0.00	0.04	0.01	0.02	0.96	0.01	0.01	0.03
7	0.51	0.47	0.50	0.07	0.97	0.95	0.76	0.79	0.70	0.90	0.95	1.00	0.99
8	1.00	0.73	0.99	1.00	1.00	0.57	0.04	0.23	0.99	0.15	1.00	0.29	0.00
9	0.03	0.18	0.04	0.13	0.00	0.03	0.04	0.01	0.16	0.96	0.02	0.01	0.05
10	0.13	0.00	0.56	0.38	0.28	0.91	0.36	0.03	0.09	0.62	0.42	0.12	0.14
11	0.53	0.59	0.83	0.23	0.41	0.95	0.82	1.00	0.27	0.05	1.00	0.16	0.30
12	0.05	0.91	0.25	0.23	0.04	0.07	0.90	0.23	0.42	0.95	0.42	0.90	0.62
13	0.27	0.09	0.91	0.23	0.85	0.95	0.82	0.23	0.06	0.79	0.41	0.18	0.28
14	0.53	0.97	0.68	0.23	0.41	0.57	0.96	1.00	0.72	0.12	1.00	0.16	0.30
15	0.05	0.91	0.18	0.23	0.04	0.13	0.90	0.23	0.42	0.95	0.42	0.90	0.62
16	0.44	0.70	0.52	0.07	0.61	0.57	0.85	0.57	0.26	0.36	0.32	0.19	0.14
17	0.53	0.96	0.68	0.23	0.41	0.57	0.96	1.00	0.59	0.12	1.00	0.16	0.30
18	0.10	0.91	0.25	0.13	0.04	0.13	0.90	0.23	0.42	0.95	0.32	0.90	0.62
19	0.44	0.19	0.71	0.79	0.49	0.55	1.00	0.57	0.09	0.51	0.83	0.12	0.07
20	0.87	0.95	0.99	0.79	0.95	0.07	0.04	0.03	0.76	0.03	0.98	0.03	0.00
21	0.00	0.04	0.04	0.01	0.00	0.00	0.03	0.01	0.03	0.96	0.01	0.01	0.03
22	0.46	0.56	0.00	0.36	0.99	0.23	0.99	0.38	0.01	0.97	0.25	0.09	0.56
23	0.99	0.99	0.08	0.57	0.94	0.23	0.04	0.03	0.72	0.03	1.00	0.03	0.00
24	0.00	0.12	0.04	0.01	0.00	0.00	0.04	0.01	0.02	0.96	0.01	0.01	0.03
25	1.00	1.00	0.98	1.00	0.99	1.00	1.00	1.00	0.05	0.99	0.96	0.85	1.00
26	1.00	1.00	0.97	1.00	1.00	0.57	0.04	0.23	1.00	0.15	0.74	0.29	0.00
27	0.03	0.18	0.04	0.13	0.00	0.03	0.04	0.01	0.16	0.96	0.02	0.01	0.05
28	0.44	0.19	0.71	0.79	0.49	0.54	1.00	0.57	0.09	0.58	0.83	0.12	0.07

眼动指标	题目序号												
	16	17	18	19	21	22	23	24	26	27	28	29	30
29	0.64	0.95	0.99	0.79	0.95	0.13	0.04	0.03	0.76	0.03	0.98	0.03	0.00
30	0.00	0.03	0.04	0.01	0.00	0.00	0.01	0.01	0.02	0.96	0.00	0.01	0.03
31	0.46	0.56	0.00	0.34	0.99	0.23	0.99	0.38	0.01	0.97	0.25	0.09	0.56
32	0.96	0.99	0.11	0.57	0.94	0.38	0.04	0.03	0.73	0.03	1.00	0.03	0.00
33	0.00	0.12	0.04	0.01	0.00	0.00	0.02	0.01	0.01	0.91	0.00	0.01	0.03
34	0.25	0.37	0.23	0.15	0.52	0.64	0.98	0.79	0.01	0.51	0.58	0.46	0.12
35	0.87	0.83	0.17	0.38	0.98	0.23	0.04	0.03	0.59	0.03	0.98	0.03	0.00
36	0.00	0.07	0.04	0.01	0.00	0.00	0.01	0.01	0.01	0.91	0.00	0.01	0.03
37	0.43	0.45	0.13	0.73	0.73	0.95	0.60	0.38	0.00	0.09	0.36	0.18	0.62
38	0.89	0.96	0.17	0.95	0.86	0.38	0.04	0.23	0.92	0.03	0.95	0.03	0.00
39	0.01	0.16	0.04	0.00	0.00	0.01	0.02	0.01	0.16	0.68	0.00	0.01	0.03
40	1.00	1.00	0.98	1.00	0.99	1.00	1.00	1.00	0.05	0.99	0.96	0.85	1.00
41	1.00	1.00	0.97	1.00	1.00	0.57	0.04	0.23	1.00	0.15	0.74	0.29	0.00
42	0.03	0.18	0.04	0.13	0.00	0.03	0.04	0.01	0.16	0.96	0.02	0.01	0.05
43	0.23	0.15	0.40	0.23	0.49	0.57	0.88	0.15	0.56	1.00	0.90	0.24	0.68
44	1.00	1.00	1.00	1.00	1.00	1.00	1.00	1.00	1.00	1.00	1.00	1.00	1.00
45	1.00	1.00	1.00	1.00	0.99	1.00	1.00	1.00	1.00	1.00	1.00	1.00	1.00
46	0.84	0.83	0.90	0.23	0.81	1.00	0.97	0.79	0.08	0.85	0.96	0.36	0.68
47	0.41	0.28	0.99	0.38	0.58	0.57	0.56	0.57	0.96	0.30	0.74	0.16	0.03
48	0.07	0.02	0.79	0.23	0.00	0.13	0.34	0.00	0.02	0.11	0.55	0.02	0.03
49	0.53	0.40	0.79	0.03	0.84	0.38	0.99	0.57	0.23	0.22	1.00	0.80	0.83
50	0.96	0.68	0.99	0.57	0.64	0.95	0.97	0.95	0.56	0.79	0.94	0.24	0.30
51	0.47	0.68	0.90	0.57	0.99	0.13	0.94	0.79	1.00	0.98	0.66	0.90	0.68

注：$p < 0.05$ 为差异性显著。

眼动指标	题目序号												
	31	32	33	35	40	41	42	43	45	46	47	48	50
1	0.99	0.23	0.82	0.25	0.15	0.45	0.14	0.61	0.17	0.03	0.47	0.00	0.70

眼动指标	题目序号												
	31	32	33	35	40	41	42	43	45	46	47	48	50
2	0.10	0.13	0.85	0.17	0.28	0.52	0.68	1.00	0.38	0.25	0.66	0.23	0.38
3	0.01	0.38	1.00	0.84	0.02	0.89	0.01	0.01	0.13	0.13	0.02	0.00	0.06
4	0.41	0.79	0.14	1.00	0.46	0.01	0.25	0.76	0.31	0.19	0.00	0.13	0.61
5	0.04	0.13	0.85	0.26	0.28	0.35	0.68	1.00	0.59	0.18	0.77	0.23	0.38
6	0.06	0.23	1.00	0.48	0.02	0.89	0.01	0.01	0.05	0.13	0.01	0.00	0.06
7	1.00	0.95	0.36	0.56	0.17	0.05	0.14	0.68	1.00	0.32	0.14	0.13	0.96
8	0.13	0.23	0.85	0.26	0.28	0.52	0.87	1.00	0.81	1.00	1.00	0.23	0.38
9	0.06	0.38	1.00	1.00	0.02	0.89	0.04	0.03	0.13	0.33	0.50	0.00	0.06
10	0.94	0.38	0.04	0.88	0.17	0.70	0.81	0.79	0.70	0.36	0.56	0.07	0.92
11	0.58	1.00	0.98	0.56	0.91	0.67	0.56	1.00	0.23	0.13	0.45	0.95	0.92
12	0.66	0.38	0.97	0.99	0.52	1.00	0.83	0.79	1.00	0.53	0.83	0.01	0.05
13	0.33	0.62	0.03	0.84	0.10	0.67	0.81	0.74	0.30	0.87	0.96	0.07	0.03
14	0.58	1.00	0.98	0.56	1.00	0.67	0.87	1.00	0.38	0.04	0.45	0.95	0.92
15	0.66	0.38	0.97	1.00	0.52	1.00	0.68	0.79	0.94	0.23	0.83	0.01	0.05
16	0.70	0.57	0.44	0.82	0.03	0.70	0.40	0.95	0.20	1.00	0.66	0.34	0.05
17	0.58	1.00	0.98	0.56	1.00	0.67	0.97	1.00	0.38	0.13	0.45	0.95	0.92
18	0.66	0.38	0.97	1.00	0.52	1.00	0.68	0.79	1.00	0.53	0.83	0.01	0.05
19	0.97	0.38	0.95	0.22	0.04	0.33	0.20	0.62	0.59	0.01	0.41	0.03	0.92
20	0.10	0.13	0.85	0.17	0.28	0.52	0.68	0.95	0.38	0.25	0.66	0.23	0.38
21	0.01	0.38	1.00	0.67	0.02	0.89	0.01	0.01	0.13	0.13	0.02	0.00	0.06
22	0.81	0.95	0.15	0.84	0.29	0.09	0.20	0.79	0.96	0.04	0.66	0.03	0.17
23	0.10	0.13	0.85	0.17	0.28	0.52	0.68	1.00	0.38	0.44	0.91	0.23	0.38
24	0.03	0.38	1.00	0.84	0.02	0.59	0.01	0.01	0.13	0.13	0.01	0.00	0.06
25	1.00	0.38	0.69	0.72	1.00	0.96	0.68	1.00	1.00	0.95	1.00	0.23	0.21
26	0.13	0.23	0.85	0.26	0.28	0.52	1.00	1.00	0.86	1.00	1.00	0.23	0.38
27	0.06	0.38	1.00	1.00	0.02	0.89	0.04	0.03	0.13	0.33	0.50	0.00	0.06
28	0.97	0.38	0.92	0.22	0.04	0.33	0.20	0.63	0.65	0.02	0.41	0.03	0.92
29	0.03	0.13	0.85	0.17	0.28	0.52	0.68	1.00	0.20	0.25	0.81	0.23	0.38

眼动指标	题目序号												
	31	32	33	35	40	41	42	43	45	46	47	48	50
30	0.01	0.23	1.00	0.86	0.02	0.89	0.01	0.01	0.13	0.17	0.02	0.00	0.06
31	0.81	0.95	0.15	0.84	0.34	0.09	0.20	0.57	0.96	0.04	0.66	0.03	0.13
32	0.03	0.13	0.85	0.17	0.28	0.52	0.68	1.00	0.20	0.44	1.00	0.23	0.38
33	0.03	0.23	1.00	0.86	0.02	0.76	0.01	0.01	0.13	0.17	0.01	0.00	0.06
34	0.79	0.95	0.52	0.70	0.12	0.33	0.20	0.57	0.38	0.01	0.75	0.03	0.31
35	0.03	0.13	0.85	0.17	0.28	0.52	0.68	1.00	0.20	0.44	0.81	0.23	0.38
36	0.01	0.23	1.00	0.86	0.02	0.89	0.01	0.01	0.13	0.17	0.01	0.00	0.06
37	0.51	0.43	0.10	0.67	0.36	0.05	0.10	0.44	0.65	0.02	0.54	0.23	0.17
38	0.10	0.03	0.85	0.26	0.28	0.35	0.61	0.79	0.23	0.44	0.77	0.23	0.38
39	0.03	0.23	0.97	0.50	0.02	0.59	0.01	0.03	0.13	0.33	0.01	0.00	0.06
40	1.00	0.38	0.69	0.72	1.00	0.96	0.68	1.00	1.00	0.95	1.00	0.23	0.21
41	0.13	0.23	0.85	0.26	0.28	0.52	1.00	1.00	0.86	1.00	1.00	0.23	0.38
42	0.06	0.38	1.00	1.00	0.02	0.89	0.04	0.03	0.13	0.33	0.50	0.00	0.06
43	0.32	1.00	0.60	0.72	0.82	0.71	0.10	1.00	0.76	0.07	0.45	0.07	0.05
44	1.00	1.00	1.00	0.92	1.00	1.00	0.68	1.00	1.00	1.00	1.00	1.00	1.00
45	1.00	1.00	1.00	1.00	1.00	1.00	1.00	1.00	1.00	1.00	0.83	1.00	1.00
46	0.98	1.00	0.15	0.01	0.90	0.84	1.00	0.95	0.81	0.32	0.99	0.38	0.03
47	0.10	0.57	0.98	0.99	1.00	0.50	1.00	0.57	0.48	0.53	0.50	0.57	0.53
48	0.18	0.38	0.98	0.23	0.21	1.00	0.10	0.38	0.05	0.55	0.77	0.00	0.03
49	0.90	0.79	0.99	0.52	0.78	0.67	1.00	0.95	0.59	0.97	0.28	0.13	0.08
50	0.58	1.00	0.84	0.74	0.82	0.84	0.99	1.00	0.98	0.09	0.93	0.95	0.92
51	0.98	0.79	0.98	0.29	0.52	1.00	0.73	0.95	0.86	0.99	1.00	0.57	0.03

注：$p < 0.05$ 为差异性显著。

眼动指标	题目序号					
	51	52	53	54	59	62
1	0.82	0.72	1.00	0.02	0.33	0.57
2	0.54	0.82	0.50	0.55	0.62	0.23

眼动指标	题目序号					
	51	52	53	54	59	62
3	0.10	0.00	0.06	0.29	0.00	0.01
4	0.74	0.24	0.37	0.04	0.62	0.79
5	0.85	0.84	0.26	0.55	0.62	0.38
6	0.09	0.00	0.08	0.29	0.00	0.01
7	0.76	0.87	0.81	0.92	0.38	0.79
8	0.60	0.86	0.82	0.55	0.97	0.38
9	0.10	0.00	0.20	0.45	0.00	0.01
10	0.29	0.89	0.04	0.29	0.03	0.57
11	0.85	1.00	0.99	0.85	0.97	1.00
12	0.42	0.42	0.87	0.97	0.11	0.07
13	0.25	0.99	0.02	0.18	0.74	0.79
14	0.85	1.00	1.00	0.85	0.99	1.00
15	0.42	0.42	0.91	0.97	0.11	0.13
16	0.01	0.35	0.10	0.29	0.99	0.07
17	0.85	1.00	0.99	0.85	0.99	1.00
18	0.42	0.42	0.91	0.97	0.11	0.13
19	0.76	0.86	0.78	0.07	0.21	0.07
20	0.54	0.82	0.50	0.55	0.62	0.23
21	0.10	0.00	0.04	0.29	0.00	0.01
22	0.80	0.76	0.28	0.45	0.21	0.57
23	0.85	0.50	0.50	0.55	0.62	0.38
24	0.10	0.00	0.02	0.29	0.00	0.01
25	1.00	1.00	0.78	0.75	1.00	0.79
26	0.60	0.86	0.62	0.55	0.97	0.38
27	0.10	0.00	0.20	0.45	0.00	0.01
28	0.76	0.86	0.66	0.05	0.21	0.23
29	0.54	0.82	0.50	0.55	0.80	0.23
30	0.10	0.00	0.04	0.45	0.00	0.01

眼动指标	题目序号					
	51	52	53	54	59	62
31	0.80	0.76	0.28	0.45	0.21	0.38
32	0.85	0.50	0.50	0.55	0.80	0.38
33	0.10	0.00	0.03	0.45	0.00	0.01
34	0.64	0.88	0.58	0.05	0.21	0.13
35	0.83	0.86	0.50	0.55	0.80	0.38
36	0.10	0.00	0.04	0.45	0.00	0.01
37	0.83	0.89	0.17	0.65	0.33	0.23
38	0.99	0.35	0.01	0.55	0.55	0.38
39	0.10	0.00	0.20	0.45	0.00	0.01
40	1.00	1.00	0.78	0.75	1.00	0.79
41	0.60	0.86	0.62	0.55	0.97	0.38
42	0.10	0.00	0.20	0.45	0.00	0.01
43	0.99	0.74	0.72	0.55	0.60	0.79
44	1.00	1.00	1.00	1.00	1.00	1.00
45	1.00	1.00	1.00	1.00	0.86	1.00
46	0.58	0.98	0.72	0.55	0.55	0.38
47	0.99	1.00	0.37	0.99	0.99	0.13
48	0.09	0.03	0.87	0.97	0.02	0.23
49	0.80	0.38	0.03	1.00	0.49	0.95
50	0.58	0.96	1.00	1.00	0.55	0.95
51	1.00	0.42	0.23	0.23	0.38	0.57

注：$p < 0.05$ 为差异性显著。